# 10分钟
# 手足耳 按摩

沈卫东◎主编

IC 吉林科学技术出版社

图书在版编目（CIP）数据

　　10分钟手足耳按摩 / 沈卫东主编. -- 长春 : 吉林
科学技术出版社，2014.8
　　ISBN 978-7-5384-8070-2

　　Ⅰ．①1… Ⅱ．①沈… Ⅲ．①手－按摩疗法（中医）
②足－按摩疗法（中医）③耳－按摩疗法（中医）　Ⅳ．
①R244.1

中国版本图书馆CIP数据核字(2014)第195141号

# 10分钟手足耳按摩

10FENZHONG SHOUZU'ER ANMO

主　　编　沈卫东
编　　委　尚　飞
出 版 人　李　梁
策划责任编辑　韩　捷　冯　越
执行责任编辑　练闽琼
封面设计　长春美印图文设计有限公司
制　　版　长春美印图文设计有限公司
开　　本　710mm×1000mm　1/16
字　　数　200千字
印　　张　15
印　　数　1-8000册
版　　次　2015年1月第1版
印　　次　2015年1月第1次印刷

出　　版　吉林科学技术出版社
发　　行　吉林科学技术出版社
地　　址　长春市人民大街4646号
邮　　编　130021
发行部电话 / 传真　0431-85635177　85651759
　　　　　　　　　　　　　85651628　85635176
储运部电话　0431-86059116
编辑部电话　0431-85670016
网　　址　www.jlstp.net
印　　刷　延边新华印刷有限公司

书　　号　ISBN 978-7-5384-8070-2
定　　价　32.00元
如有印装质量问题可寄出版社调换

# 前　言

不去医院，自己如何能够准确快速地判断身体的健康问题？

没有医生指导，如何能够快、准、稳地找到反射区及穴位并进行有效地按摩？

不打针吃药，自己如何利用自身体表的反射区减轻病痛？

……

人体的五脏六腑与体表间是互相联系的。也就是说，人体的各部位器官在手部、足部、耳部都可以找到与其相对应的部位及反射区，身体出现不适，反射区都会告诉您，我们可以通过一定的理疗手段有针对性地减轻病痛。

本书"一站式"为您服务，系统介绍手足耳按摩疗法的基础理论，治疗各种常见病及防病保健的方法，帮您找准相应的反射区、反应点及穴位，根据不同病症详解最有效地按摩方法，每种病症和亚健康状况都能通过积极的按摩得到有效缓解。

按摩步骤图文详解，帮助您从反射区图上准确定位，并能从真人演示图上直接学习按摩方法，使没有任何医学基础的人都能学会如何进行自我按摩。

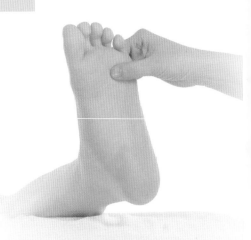

## 第一章 按摩前应了解的知识

## 第二章 常见病的按摩疗法

## 第三章 对症按摩治疗中老年疾病

## 第四章 对症按摩治疗女性病

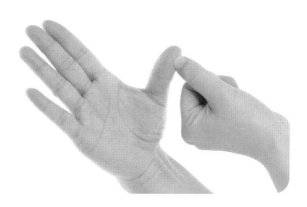

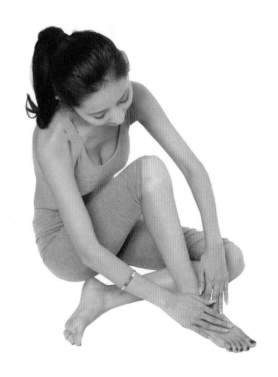

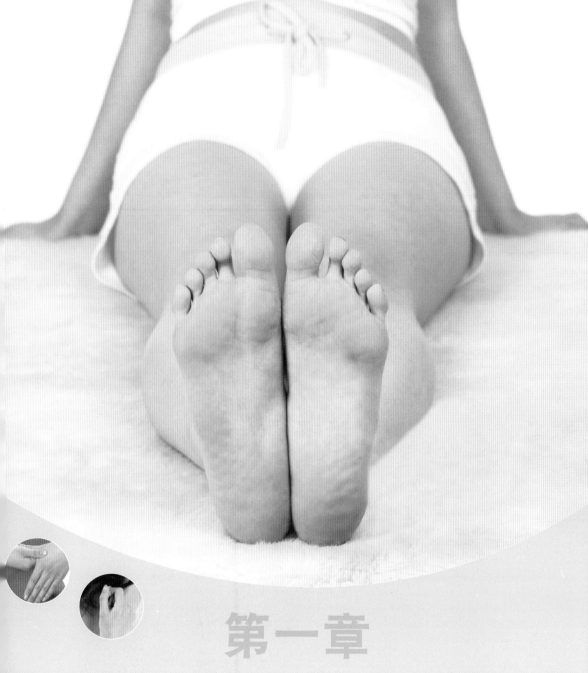

# 第一章

## 按摩前应了解的知识

Anmoqian Ying Liaojie De Zhishi

# 01 手部是把握健康的钥匙

手掌虽小，却包含着身体的全部信息，在手掌上有身体的投影，能显示气血枯荣的状态，也能够通过适当的刺激来调整身体的状态，达到治病强身的作用。

## 手部按摩自古有之

手部按摩疗法由来已久，不仅在中国，在埃及、日本，甚至是欧洲，很早就有关于手部按摩的记载，一直是人们保健养生的辅助手段之一。在公元前2330年的古埃及壁画中，就发现了关于手部和足部反射区按摩的图画。可见这种简便易行的保健方法从很古老的时代开始，就在为全世界的人类造福了。

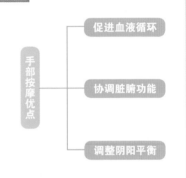

手部按摩优点
- 促进血液循环
- 协调脏腑功能
- 调整阴阳平衡

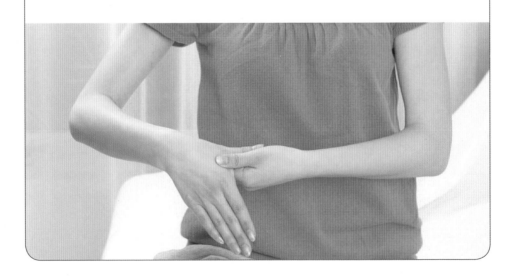

# 五指是多条经脉的起止点

| 分　类 | 经　脉 | 适应证 |
|---|---|---|
| 拇　指 | 手太阴肺经 | 手太阴肺经止于拇指桡侧端的少商穴，主治咳喘、咯血、咽喉痛等肺部疾病。 |
| 示　指 | 手阳明大肠经 | 手阳明大肠经起于示指桡侧端，主治腹泻、腹痛、便秘、痢疾、咽喉肿痛、齿病、鼻出血等症。 |
| 中　指 | 手厥阴心包经 | 手厥阴心包经止于中指末端，主治心、胸、胃、神志不清等病症。 |
| 环　指 | 手少阳三焦经 | 手少阳三焦经起于环指末端的关冲穴，如果环指出现异常，表明三焦可能发生了病变。 |
| 小　指 | 于少阴心经 | 手少阴心经止于小指内侧末端的少冲穴，与手太阳小肠经相接；手太阳小肠经起于小指外侧端的少泽穴。如果小指出现异常，表明心脏、小肠可能发生了病变。 |

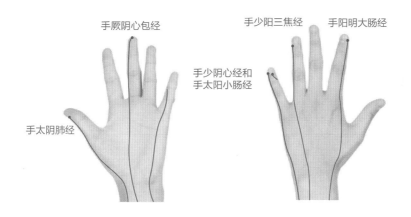

# 手部与人体的大致对应关系

　　从整体上看，人体的手部投影是一个倒置的人体——从手掌根部至整个手掌，相当于人体的颈部和躯干，对应着胸、腹腔中各个器官；拇指、小指对应上肢，示指、中指则对应下肢；中指对应头面部及五官；手背部对应人体的背侧面及四肢的关节。

# 足部是不可忽视的
## 健康特区

**02**

足部按摩疗法是运用按摩手法刺激足部经络、穴位，或者人体各器官在足部的反射区，以达到调节人体各部分的机能，取得防病、治病、自我保健效果的按摩疗法。

## 足部是人体的第二心脏

足部是人体的"第二心脏"，能够准确反映人体的健康状况，就像参天大树的根系一样重要。中医将足称为"人体的第二心脏"，更有"树枯根先竭，人老足先衰"的说法。足部不仅有数条经络走行，而且有丰富的血管、神经，与身体其他重要器官遥相呼应。足在人体最底部，血液中的尿酸晶等有害物质沉积在脚底，不利健康。通过足底按摩，可以分解沉积在足底的有害物质，改善人体内分泌和血液循环，使有害物质通过汗液、尿液排出体外，调节体内生理环境。

足部按摩通过对脚的按摩刺激调理脏腑、疏通经络、增强新陈代谢，从而达到强身健体、祛除病邪的目的。

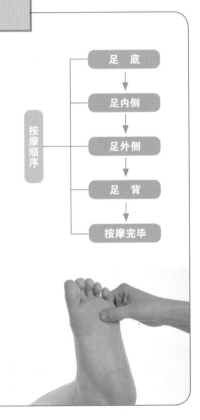

按摩顺序

足 底 → 足内侧 → 足外侧 → 足 背 → 按摩完毕

## 足是多条经脉的起点与终点

在十二经脉中，有6条直接起止于双足，又间接地与其他经络相连接，以完成人体整体的循环功能。因此，我们只要对足部穴位善加利用，不仅可以通过异常现象发现疾病的位置和性质，而且刺激这些穴位时，还能够起到治疗疾病、缓解症状的作用。

| 分 类 | 适应证 |
|---|---|
| 足太阴脾经 | 起于足大趾末端的"隐白穴"。此经联络了胃、肠、生殖器、气管、肺等重要脏器。 |
| 足少阴肾经 | 起于足小指之下。主治妇科、肾、肺、咽喉病，此经与肾的关系尤其密切，能够调节人体激素分泌水平。 |
| 足厥阴肝经 | 起于足大趾背面的"大墩穴"。主要用于治疗腹痛、月经不调、眼部疾病、高血压、尿道炎及头晕目眩等病症。 |
| 足阳明胃经 | 止于足第二趾外侧的"厉兑穴"。其最主要的联系器官是胃。 |
| 足太阳膀胱经 | 止于小趾外侧的"至阴穴"。是人体中最长、穴位最多的经络，由头至足纵贯全身，故而按摩膀胱经对呼吸系统、循环系统、消化系统、泌尿系统的疾病都有很好的治疗作用。 |
| 足少阳胆经 | 止于第四趾外侧甲根旁的"足窍阴穴"。刺激此经络对于足部扭伤、锉伤、头、目、耳、咽喉病及某些呼吸系统、消化系统疾病等均有疗效。 |

## 足部反射区是人体器官的缩影

足部反射区可以看作人体器官组织立体分布的缩影。将人的双脚合并，人体各部分在足部的反射区投影是一个屈腿盘坐并向前俯伏的人形，并且与人体内实际位置的上下、左右、前后顺序排列相一致。

足的拇趾包含有头部的信息，大脑、小脑、脑干、垂体的反射区都在拇趾上，趾根部相当于人的颈部。足底的前半部对应人体的胸部，足底的中部对应腹部，足跟部分相当于臀部（盆腔），生殖器官的反射区就在足跟部。足内侧的足弓相当于脊柱，由前向后依次为颈椎、胸椎、腰椎、骶椎和尾骨等反射区。两足外侧是人体肩、肘、膝的反射区。

# 耳朵是全身健康的法宝

## 03

古代医家很早就发现了耳在人体中的重要作用。在《黄帝内经》中，就有30余条关于耳穴诊治的经文，其中对耳郭与脏腑、经脉等的关系都作了比较详尽的论述。

## 耳与经络的关系

耳为宗脉之所聚，十二经脉均与耳有直接关系。其中经脉循行于耳者有：手少阳三焦经、手太阳小肠经、足少阳胆经、足阳明胃经、足太阳膀胱经。

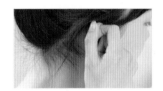

## 耳部找穴常用的部位

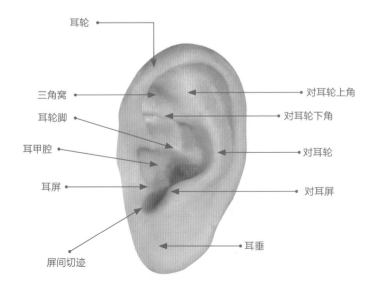

耳轮

三角窝
耳轮脚
耳甲腔
耳屏
屏间切迹

对耳轮上角
对耳轮下角
对耳轮
对耳屏
耳垂

## 双耳与脏腑皆通应

除了手掌和足部，在耳部仍然有全身的全息投影，而且耳部是对疾病信息反映最为敏感的器官之一。

| 分　类 | 适应证 |
| --- | --- |
| 耳与心 | 《证治准绳》中说"心为耳窍之客"。心主血脉，有推动血液运行的作用，只有心功能正常，血才能上奉于耳。 |
| 耳与肾 | 《证治准绳》说"肾为耳窍之主"。故肾精旺盛、骨髓充沛，则作为肾窍的耳功能才会正常。 |
| 耳与肺 | 《杂病源流犀烛》云："肺主气，一身之气贯于耳"。故只有肺发挥正常的宣发功能，才能使津液输布于耳。 |
| 耳与肝 | 沈金鳌说："肝兼通于耳"。耳功能正常与否，跟肝直接相关。 |
| 耳与脾 | 脾为气血生化之源，耳受血而能闻。就是说，耳只有在充足的气血濡养之下，才能发挥正常的功能。 |

## 耳穴的分布

耳穴也可以称为耳部反射区，是指分布在耳郭上的一些特定区域。耳穴在耳郭的分布犹如一个倒置在子宫内的胎儿，头部朝下，臀部朝上。

分布的规律为：与头面部相对应的耳穴位于耳垂和对耳屏；与上肢相应的耳穴在耳舟；与躯干和下肢相应的耳穴在对耳轮。

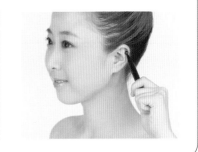

# 手足耳按摩的家庭常用工具

## 04

手足耳按摩可以徒手进行，也可以借助一些家庭常见的小物件作为按摩器具，比如按摩棒、牙签等，这些辅助手段，不仅经济、省力，还能更有效地刺激经络，达到治病强身的作用。

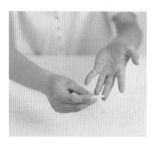

**牙签**可用单支牙签的圆钝端，也可将10根牙签绑在一起对反射区或穴位进行按摩，增强按摩效果。

适用于手部、足部反射区及穴位按摩。单支牙签也可用于耳部反射区及穴位按摩。

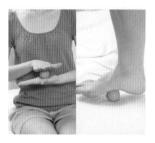

**小球**只要是大小适中的实心球，就可以用来做按摩。用手掌夹住小球或用脚掌踩住小球，使球在掌心来回滚动，可以一次刺激到多个反射区。

适用于手部、足部反射区及穴位按摩。

**注意事项**

有些反射区的分布既小又处于皮肤的较深位置，靠手无法达到准确的深度和幅度，如扁桃体区、失眠点等，此时配合使用适当的按摩工具疗效更佳。

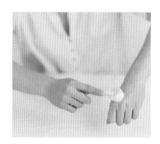

**软毛刷**应选取刷毛较软的刷子，可以对手部及足部进行按摩，刺激大片区域。

适用于手部、足部反射区及穴位按摩。

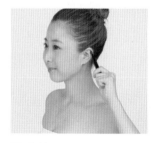

**按摩棒**选取粗细适当、头端圆钝且光滑的按摩棒，点按与疾病相关的反射区或穴位。

适用于手部、足部、耳部反射区及穴位按摩。

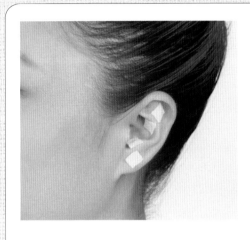

**王不留行（或小米粒）**将王不留行子（或小米粒）用胶布固定在相应穴位上，可以随时随地做按摩。

适用于耳部压丸法。

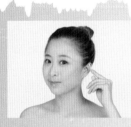

## 压丸法

本法是将压丸用胶布贴敷在耳穴上，配以按揉的一种方法。

酒精棉签：用75%的酒精棉签清洁耳郭，以便胶布粘牢。

压丸：常用的压丸有小米粒、王不留行子、草决明子、白芥子、磁性圆珠粒等，压丸应该形圆、表面光滑、质地坚硬、如米粒大小。

胶布：将医用胶布剪成约0.5×0.5厘米的小方块，将压丸粘在胶布中央。

镊子：医用镊子，用于夹取准备好的贴有压丸的胶布，并贴敷到耳穴上。

# 手足耳按摩常用的介质

**05**

按摩时，为了减少对皮肤的摩擦，或者为了借助某些药物的辅助作用，可在被按摩部位的皮肤上涂些液体、膏剂或撒些粉末，这些液体、膏剂或粉末统称为按摩介质，也称按摩递质。

| 介　质 | 功　效 |
|---|---|
| 凉　水 | 一般洁净的可食用凉水即可。有清凉肌肤和退热的作用。 |
| 葱姜水 | 将相同分量的葱白和生姜片用适量的75%酒精浸泡后备用。可起到温经、散寒、解表的作用，多用于治疗冬春季节的风寒表证。 |
| 薄荷水 | 取少量薄荷，用开水浸泡后放凉去渣即可使用。有清凉解表、清利头目的作用。 |
| 麻　油 | 即食用麻油。常在擦法中使用，可加强透热效果和滋润作用。 |
| 木香水 | 取少量木香，用开水浸泡后放凉去渣即可使用。有行气、活血止痛的作用。 |
| 爽身粉 | 有吸水、清凉、增强皮肤润滑的作用。 |
| 医用酒精 | 有退热、消毒的作用。 |

## 注意事项

按摩者用力不要太大，用力大小以被按摩者能够耐受为度。按摩时注意观察被按摩者的全身反应，一旦出现头晕、心慌、胸闷、四肢冷汗、脉细数等现象，应立即停止按摩，给予休息、饮水等对症措施。

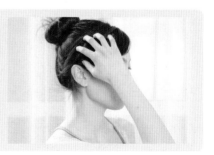

# 手足耳按摩的操作手法

**06**

严格来讲，按摩手法有数十种之多，但归纳起来，常用手法主要有下面介绍的这几种。实际操作时，这些手法常常需要配合使用，灵活掌握，来适用于不同部位的的不同需要。

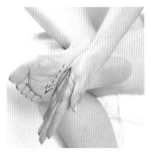

**擦法**将手指或手掌的大、小鱼际及掌根部紧贴被按摩部位皮肤，沿直线做来回摩擦。操作时以感觉局部温热为宜。

手部、足部、耳部反射区均适用此法。

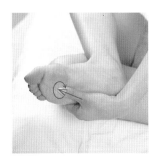

**按揉法**用拇指、示指或中指的指端或指腹部紧贴在被按摩部位的皮肤上，做不间断的小幅度的回旋揉动按摩。操作时，用力要均衡，由轻到重逐渐加力。

适用于足部、耳部按摩。

**注意事项**

一般而言，足部按摩以半小时左右为宜，如病情较重，可适度延长至40分钟。最佳的按摩时间，是睡前半小时内。

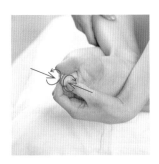

**捻法**用拇指和示指的指腹捏住施术部位，相对捻转揉搓。两指用力要均匀，不可捏得过紧，方向相反。

适用于四肢各小关节。

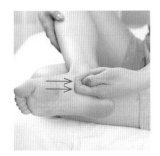

**刮压法**将示指弯曲，用拇指顶在示指第二指节帮助固定，然后用示指第二指节内侧缘施力做刮压动作。

主要适用于足底部反射区。

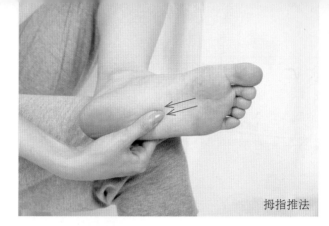

拇指推法

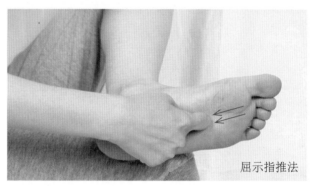

屈示指推法

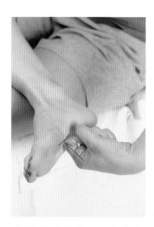

**点法** 将示指弯曲，拇指靠在示指指甲上，以示指的第一指间关节为着力点，或者以拇指端为着力点垂直点压。用力时要求有力而柔和，缓慢加力，由轻到重，稳而持续。

适合骨缝处的穴区，或者要求按摩力度较大而区域较小的部位。

**推法** 用手指指尖、指腹或指间关节施力．做上下、左右单方向的直线推动。

适用于足部、手部，尤以足部反射区按摩最常用。

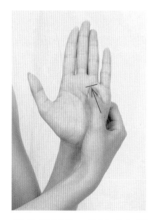

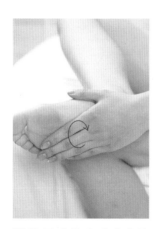

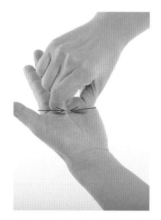

**按法** 用拇指、示指或中指的指端或指腹按压反射区或穴位。按摩时要由轻到重，逐渐加力，持续用力数秒后放松，如此反复。

适用于手部、足部等较为平坦的穴区。

**摩法** 用手指或手掌在施术部位做环形或直线往返摩动。分为指摩法和掌摩法。

适用于手部、足部相对开阔的部位及其他重手法后的放松调整。

**掐法** 用拇指、示指指端掐住施术部位。掐后可轻揉施术部位以缓解疼痛。

适用于掌指关节结合部及掌指间缝部位或十指末端。

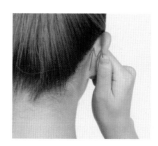

**直推法**用拇指桡侧指面或示、中两指指面，着力于耳郭上，进行单方向直线或弧线移动。

主要适用于耳背及耳轮部反射区。

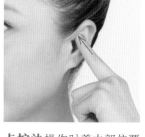

**点按法**操作时着力部位要紧贴耳部皮肤，不可移动，用力要由轻而重，不可用暴力猛然按压。

适用于耳部所有反射区的按摩。

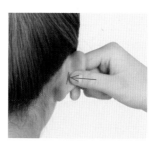

**点掐法**用拇指或示指的指甲顶端垂直着力掐按，用拇指点掐时，示指等手指以指腹部与拇指相对用力，反之亦然。

适用于耳部所有反射区。

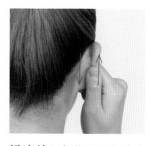

**搓摩法**用拇指和示指或中指的指腹面相对，夹住耳郭部游离缘的反射区，做相互的揉动搓摩。

适用于耳部相对开阔的反射区。

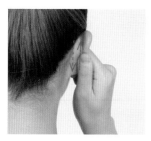

**推擦法**以拇指的桡侧指面或整个指腹置于施术部位，做快速往返的推擦动作。

适用于耳背较为平坦、开阔的反射区的按摩。

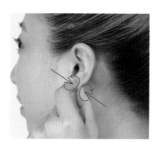

**捏揉法**用拇指和其他手指的指尖端在耳部反射区上相对挤压，同时揉按。

适用于耳部所有的反射区。

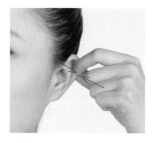

**对捏法**用拇指和示指或中指的指尖端相对，夹住耳郭部游离缘的反射区，做互相的挤捏。

适用于耳部所有的反射区。

## 手足耳按摩的适应证与禁忌证

**07**

手足耳按摩疗法临床应用广泛，适用于全身各系统疾病，如消化系统、循环系统、呼吸系统等，还适用于疾病的预防和保健强身。了解按摩的适应证和禁忌证，可以更好地帮您掌握这种方法。

## 手足耳按摩的禁忌证

▶ 1. 各种严重的出血性疾病：如脑出血、子宫出血、消化道出血、支气管扩张出血、内脏出血等，忌用本法治疗或慎用本法治疗。

▶ 2. 凡危重病症：急性心肌梗死，严重的心、肝、脾、肾功能衰竭。如果没有其他办法，可用本法进行暂时的急救，以争取时间和治疗机会，并尽快送往医院进行抢救。

▶ 3. 一些外科疾病：如急性阑尾炎、腹膜炎、肠穿孔、骨折、关节脱位等，不宜选用本法治疗。

▶ 4. 妇女经期和妊娠期，禁用或慎用手足耳按摩。

▶ 5. 传染性皮肤病：疖肿、痈疮、瘢痕、溃烂及皮肤上不明原因的包块等，不宜直接在病灶部位进行按摩。

▶ 6. 各种传染性疾病：如肝炎、结核、流脑、乙脑、伤寒及各种性病等，不宜选用本法治疗。

▶ 7. 各种中毒：如煤气中毒、药物中毒、食物中毒、毒蛇、狂犬咬伤等，应尽快送往医院进行治疗。

▶ 8. 各种严重精神疾病患者。

以上病症如有必要，须在专业医师指导下谨慎使用。

# 手足耳按摩的适应证

## 足部按摩的适应证

▶ 1. 足部按摩疗法对中枢神经系统具有调节作用，适用于神经官能症，包括丘脑自主神经及各脏器功能紊乱，以及各种神经痛。

▶ 2. 足部按摩疗法对神经内分泌系统的平衡有较好的调整作用，对各种变态反应性疾病，如过敏性哮喘、过敏性鼻炎等有明显疗效。

▶ 3. 足部按摩疗法对消化系统有很好的调理作用，可用于治疗慢性胃肠道疾病和小儿厌食及消化不良。

▶ 4. 足部按摩疗法能提高人体免疫力，可用于治疗各种炎症，如乳腺炎、上呼吸道感染等。

▶ 5. 足部按摩疗法对血液循环有促进作用，对下肢静脉脉管炎、瘀积性皮炎有明显疗效。

## 耳部按摩的适应证

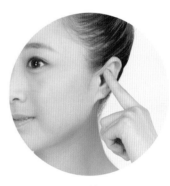

▶ 1. 各种疼痛性病症，如神经性疼痛、外伤性疼痛、术后伤口疼痛、内脏痛等。

▶ 2. 各种炎性疾病，如中耳炎、牙周炎、扁桃体炎、气管炎、腮腺炎、附件炎、风湿性关节炎等。

▶ 3. 传染性疾病，如肝炎、疟疾、痢疾、结核等。

▶ 4. 功能紊乱性疾病，如高血压、心律不齐、月经不调、神经衰弱等。

▶ 5. 变态反应性疾病（过敏），如过敏性鼻炎、哮喘、荨麻疹等。

▶ 6. 内分泌代谢性疾病，如糖尿病、高脂血症、甲状腺功能亢进症等。

▶ 7. 慢性疾病，如肩周炎、消化不良、腰腿疼痛等。

## 手部按摩的适应证

手部按摩保健、治疗范围广泛，除手足耳按摩的禁忌证外均适用。如人体的消化系统、呼吸系统、循环系统、泌尿系统、生殖系统、神经系统、免疫系统、运动系统、皮肤系统等不适症状均可选用手部按摩疗法。

## 手足耳按摩的注意事项

**08**

与其他按摩疗法一样，手足耳按摩并不是随随便便就可以进行的，掌握按摩的注意事项，不仅可以使疗效得到保障，而且可以更省力、更可靠，获得理想的治疗效果。

## 注意事项

| 序 号 | 事 项 |
|---|---|
| 1 | 按摩前应修剪指甲，以免刮伤皮肤。按摩前可准备一条毛巾、一瓶凡士林油。按摩时可在按摩部位涂抹少量凡士林油，防止擦伤。 |
| 2 | 按摩后半小时内应饮用250～500毫升温开水。有心脏病或肾病的人饮水不超过150毫升，老年人、儿童适当酌减。 |
| 3 | 按摩前最好先用热水浴足部及手部，有助放松和按摩力度的渗透。如果足部老茧较厚，可在热水中加入食盐100克，以利老茧软化。 |
| 4 | 按摩过程中如出现头晕、胸闷、心悸、四肢冷汗等不适现象，应立即停止按摩。 |
| 5 | 如因用力不当造成皮肤红肿、瘀血，可涂上红花油，并暂时停止该处的按摩。 |
| 6 | 按摩时应避开骨骼突起处，以免造成不适。老人和儿童以用指腹施力为宜。 |
| 7 | 饭前30分钟及饭后1小时内，不宜进行足部按摩。 |
| 8 | 按摩部位有外伤、疮疖、脓肿，按摩时应避开患处。 |
| 9 | 按摩左脚或左手时，右脚或右手应做好保暖。反之亦然。 |

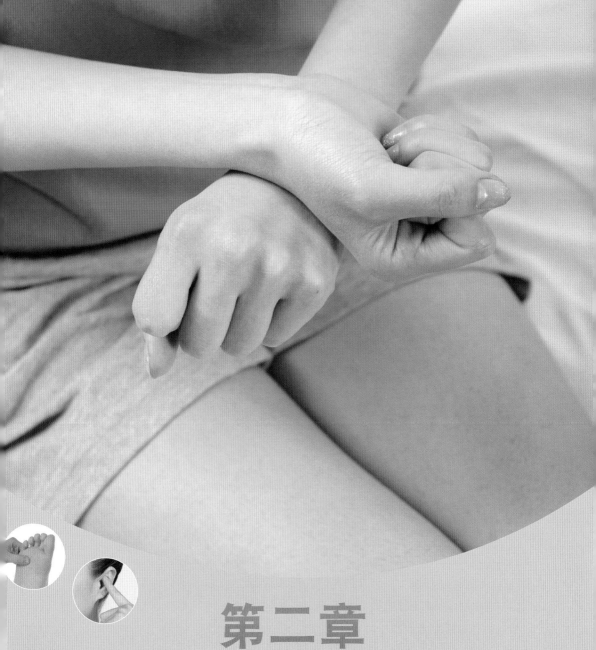

# 第二章
## 常见病的按摩疗法
### Changjianbing De Anmo Liaofa

# 感　冒

## 01

感冒是指气候寒温失常或调摄失宜，风邪侵袭人体，以致肺卫不固所引起的外感病症。其主要症状为咽痒、鼻塞、流涕，继而可能出现头痛、发热、咳嗽、咽喉肿痛等症状。

## 足部按摩

▶感冒可选垂体区、鼻区、甲状腺区、食管区、肺区、胸腺淋巴结区、喉及气管区、扁桃体区、上身淋巴结区、下身淋巴结区、厉兑穴。

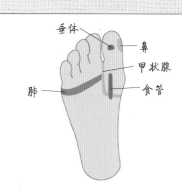

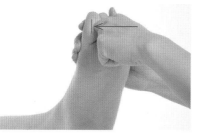

1 屈示指点垂体区 3 分钟。

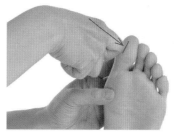

2 屈示指点鼻区 3 分钟。

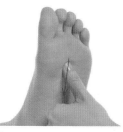

3 拇指向心方向推甲状腺区 2 分钟。

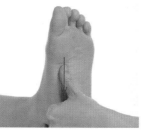

4 拇指向心方向推食管区 2 分钟。

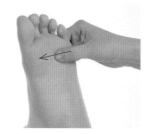

5 拇指从外侧向内侧推肺区 3 分钟。

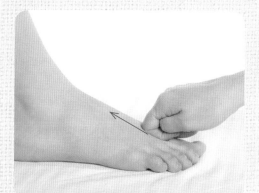

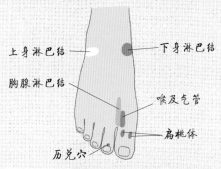

上身淋巴结
下身淋巴结
胸腺淋巴结
喉及气管
扁桃体
厉兑穴

6 屈示指向心方向推喉及气管区 2 分钟。

7 拇指点胸腺淋巴结区 2 分钟。

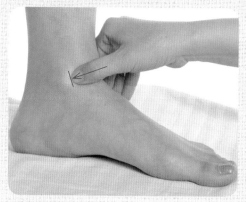

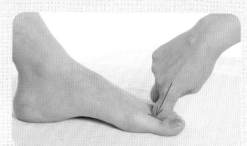

8 拇指点下身淋巴结区 3 分钟。

9 屈示指点扁桃体区 3 分钟。

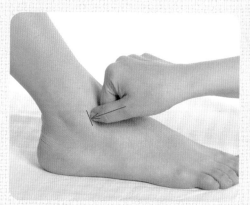

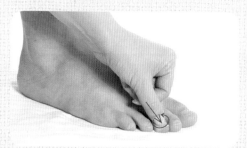

10 拇指点上身淋巴结区 3 分钟。

11 拇指按揉厉兑穴 2 分钟，力度以患者能够承受为度，局部有酸胀感为宜。

## 手部按摩

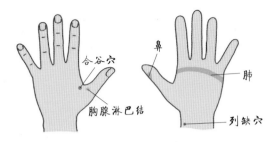

合谷穴
胸腺淋巴结
鼻
肺
列缺穴

▶ 感冒可选肺区、鼻区、胸腺淋巴结区、少商穴、列缺穴、合谷穴。

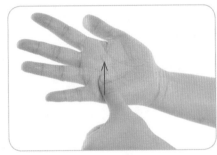

**1** 拇指从外侧向内侧推肺区 5 分钟。

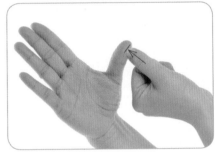

**2** 拇指点鼻区 5 分。

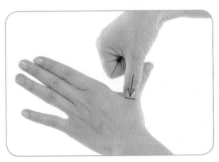

**3** 拇指点胸腺淋巴结区 5 分钟。

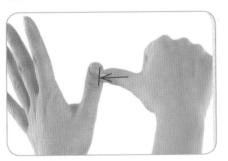

**4** 拇指按少商穴 3 分钟。

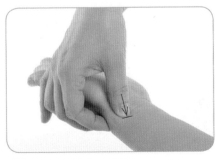

**5** 拇指按列缺穴 3 分钟。

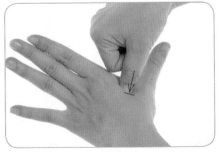

**6** 拇指按合谷穴 3 分钟。

## 耳部按摩

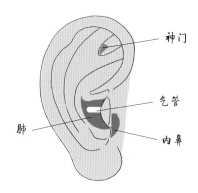

神门

肺          气管

内鼻

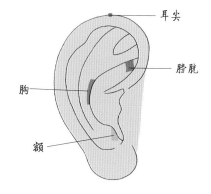

耳尖

膀胱

胸

额

**1** 点按或按揉肺区、内鼻区、气管区、神门区各 30 ～ 50 次。亦可用按摩棒对各反射区进行按压。各反射区可反复交替使用，每日早、晚各 1 次，直至感冒痊愈。

**2** 捏揉膀胱区、耳尖区、胸区、额区各 30 ～ 50 次。亦可用按摩棒对各反射区进行按压。各反射区可反复交替使用，每日早、晚各 1 次，直至感冒痊愈。

### 小贴士

1. 手足耳按摩法能增强机体的免疫力，清除体内的代谢废物，使机体更好地发挥自身的抗病能力，因而对感冒有较好的疗效。
2. 如发热、畏寒等全身症状明显，应及时去医院诊治。
3. 在治疗期间应注意休息，避免再感风寒。多饮水，多食清淡的食物。

## 哮 喘

**02**

哮喘以呼吸急促、喘鸣有声、甚至张口抬肩、难以平卧为特征。后世也将喘哮分而为二，但临床上哮与喘常共存，病因病机也大致相同，故合在一起讨论。

## 足部按摩

▶哮喘可选肾上腺区、肾区、输尿管区、膀胱区、肺及支气管区、甲状旁腺区、胸腺淋巴结区、上身淋巴结区。

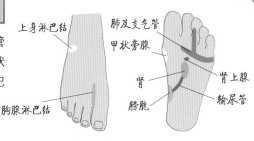

上身淋巴结　肺及支气管　甲状旁腺　肾上腺　肾　膀胱　输尿管　胸腺淋巴结

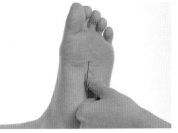

**1** 拇指向心方向推肾上腺区 2 分钟。

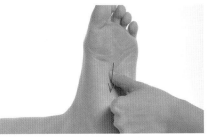

**2** 拇指向心方向推肾区 2 分钟。

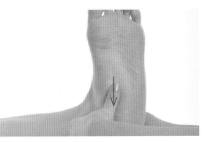

**3** 拇指向心方向推输尿管区 2 分钟。

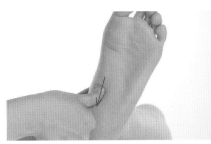

**4** 拇指向心方向推膀胱区 2 分钟。

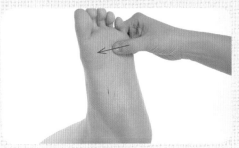

5 拇指由外向内推肺及支气管区 5 分钟。

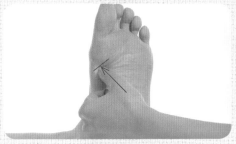

6 拇指点甲状旁腺区 2 分钟。

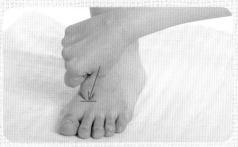

7 拇指点胸腺淋巴结区 2 分钟。

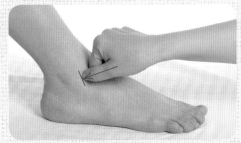

8 拇指点上身淋巴结区 2 分钟。

## 手部按摩

▶ 哮喘可选垂体区、鼻区、胃区、胆区
（右手）、肝区（右手）、脾区（左
手）、肺区、颈椎区、胸椎区、胸腔
呼吸器官区、大肠区、喘点、肾上腺
区、内关穴。

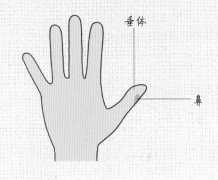

垂体

鼻

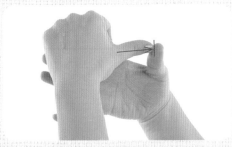

1 拇指点垂体区 2 分钟。

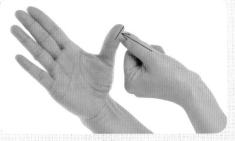

2 拇指点鼻区 2 分钟。

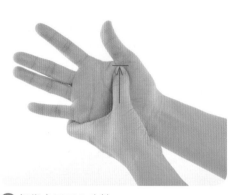
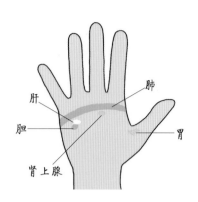

肝　肺
胆
胃
肾上腺

3 拇指点胃区 2 分钟。

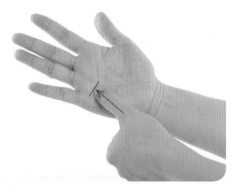

4 拇指点肝区（右手）2 分钟。

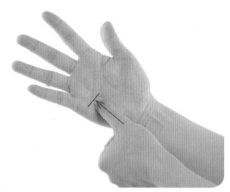

5 拇指点胆区（右手）2 分钟。

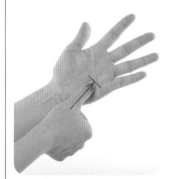

6 拇指点脾区（左手）2 分钟。

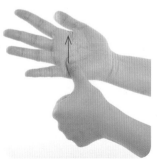

7 拇指从外侧向内侧推肺区 3 分钟。

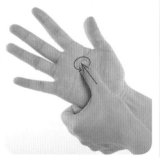

8 拇指按揉肾上腺区 3 分钟。

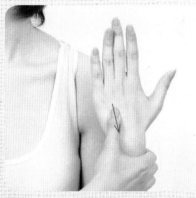
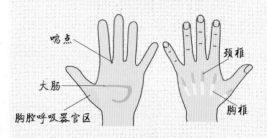

喘点
颈椎
大肠
胸腔呼吸器官区
胸椎

9 拇指向心方向推胸椎区 2 分钟。

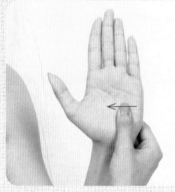
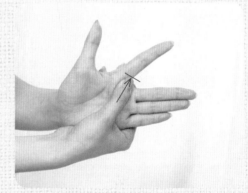

10 拇指由外侧向内侧推大肠区 2 分钟。

11 拇指按喘点 3 分钟。

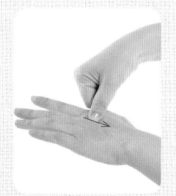
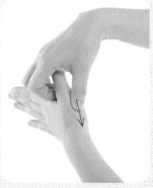
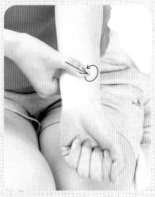

12 拇指向心方向推颈椎区 2 分钟。

13 拇指向心方向推胸腔呼吸器官区 2 分钟。

14 拇指按揉内关穴 3 分钟。

# 耳部按摩

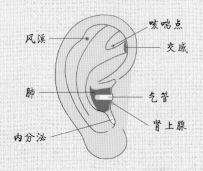

**1** 取肺区、气管区、交感区、肾上腺区、咳喘点、风溪、内分泌区等反射区，用贴磁法为好。

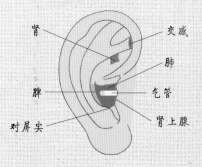

**2** 主区取肺区、肾区、脾区、肾上腺区、对屏尖、交感区、气管区。将王不留行子、白芥子等贴压在所选反射区上。每隔3～5天更换1次，10次为1个疗程。

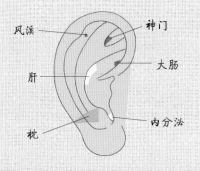

**3** 主区必取，配区根据症状选择，外源性选风溪、肝区、神门区；内源性选大肠区、枕区、内分泌区。将王不留行子、白芥子等贴压在所选反射区上。每隔3～5天更换1次，10次为1个疗程。

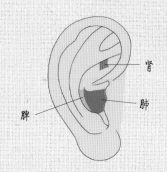

**4** 哮喘病未发作时，可用贴压法做预防性治疗。取肾区、肺区、脾区等区，以起增强机体抗病能力，达到预防的目的。

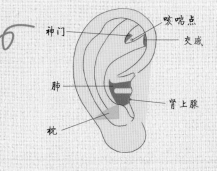

**5** 小儿哮喘，取交感区、神门区、咳喘点、肾上腺区、枕区、肺区。用中药王不留行子贴压，边贴边按摩，直至反射区出现胀痛，耳郭均出现热感为止。每隔1日交换1次，两耳交替按压，每次4个反射区。

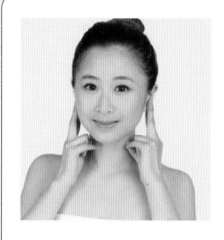

6 猿猴摘果法：以两手示、中二指夹住两耳尖向上提10～20次，再捏两耳垂向下扯10～20次。

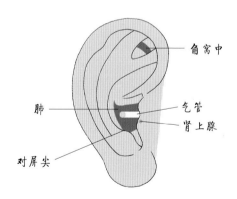

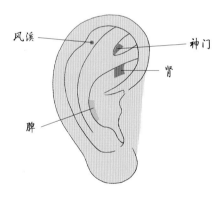

8 患者坐位，医者用按摩棒或手示指、拇指依次施术，左右交替使用。点按肺区、气管区、角窝中区、肾上腺区、对屏尖，每区点按1～2分钟，每日1～2次。

9 按揉风溪、脾区、肾区、神门区。用按摩棒或用拇指指腹对准上述反射区，顺时针揉按，每个反射区按揉2分钟，每日1～2次。

# 胃 痛

**03**

胃痛，俗称"心口痛"，中医又叫"胃脘痛"，是临床常见病、多发病，常发生于胃神经官能症、胃炎、胃痉挛、消化性溃疡等疾病。

## 足部按摩

▶胃痛可选肾上腺、肾区、输尿管区、膀胱区、胃区、脾区（左足）、腹腔神经丛区、内庭穴。

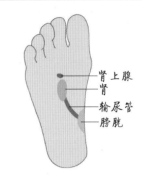

肾上腺
肾
输尿管
膀胱

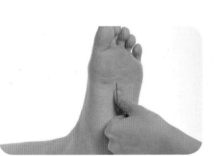

1 拇指向心方向推肾上腺区2分钟。

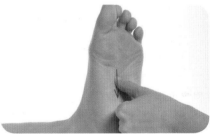

2 拇指向心方向推肾区2分钟。

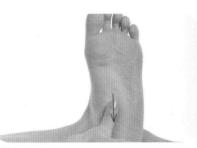

3 拇指向心方向推输尿管区2分钟。

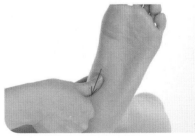

4 拇指向心方向推膀胱区2分钟。

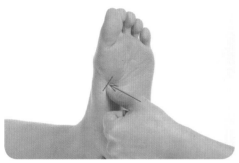

5 拇指按胃区 5 分钟。

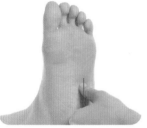

6 拇指向心方向推脾区（左足）5 分钟。

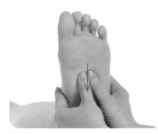

7 双手拇指向心方向推腹腔神经丛区 3 分钟。

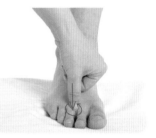

8 拇指指腹按揉内庭穴，至穴位感觉酸胀为宜。

## 手部按摩

▶ 胃痛可选肺区、胃区、胃脾大肠区、十二指肠区、肝区（右手）、胆区（右手）、脾区（左手）、胰腺区、合谷穴。

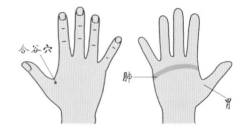

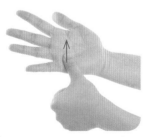

1 拇指从外侧向内侧推肺区 2 分钟。

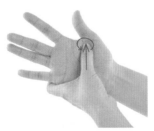

2 拇指按揉胃区 5 分钟。

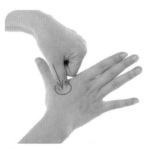

3 拇指指腹按揉合谷穴 2 分钟。

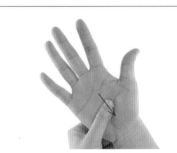

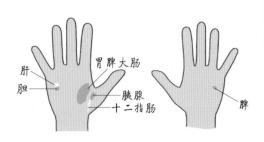

肝
胆
胃脾大肠
胰腺
十二指肠
脾

4 拇指向心方向推胃脾大肠区 2 分钟。

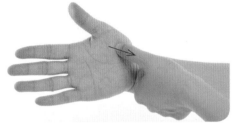

5 拇指向心方向推十二指肠区 2 分钟。

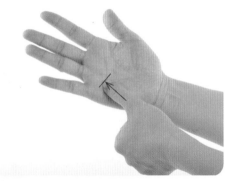

8 拇指点肝区（右手）2 分钟。

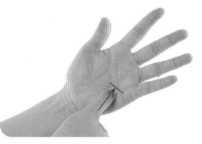

6 拇指点脾区（左手）2 分钟。

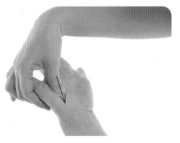

7 拇指向心方向推胰腺区 2 分钟。

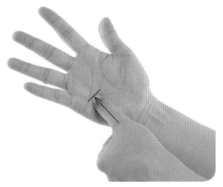

9 拇指点胆区（右手）2 分钟。

## 耳部按摩

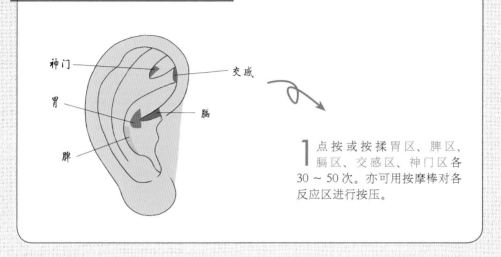

神门

胃

脾

交感

膈

1 点按或按揉胃区、脾区、膈区、交感区、神门区各30～50次。亦可用按摩棒对各反应区进行按压。

### 小贴士

1. 耳部反射区按摩保健法具有健脾和胃的作用，能促进胃肠道的供血，可有效缓解胃痛的症状。
2. 注意日常饮食，不吃生冷及辛辣刺激性食物。
3. 规律用餐，细嚼慢咽，不可暴饮暴食。
4. 保持乐观的情绪，避免长期的精神紧张。
5. 忌空腹服用阿司匹林、红霉素等对胃有刺激性的药物，如必须服用，应在饭后半小时服用。

# 胃肠炎

**04**

由于细菌或病毒等微生物引起的胃黏膜、肠道黏膜的炎症而导致消化、吸收、排泄异常的一系列病症统称为胃肠炎。以呕吐、腹泻、腹痛为主要症状。

## 足部按摩

### 胀满为主症：

▶ 以胀满为主症的胃肠炎可选胃区、脾区（左足）、十二指肠区、肝区（右足）。

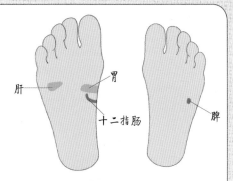

肝　胃　十二指肠　脾

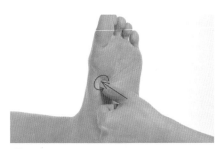

1 拇指按揉胃区 3 分钟。

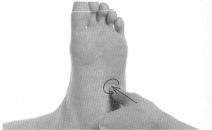

2 拇指按揉脾区（左足）3 分钟。

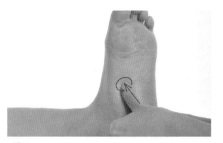

3 拇指按揉十二指肠区 3 分钟。

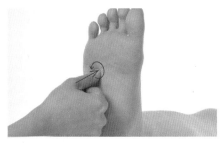

4 拇指按揉肝区（右足）3 分钟。

## 吐酸为主症：

▶ 以吐酸为主症的胃肠炎可选胃区、腹腔神经丛区、肾区。

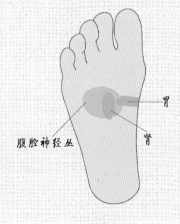

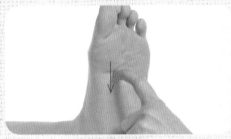

1 示指由足趾向足跟方向刮胃区3分钟。

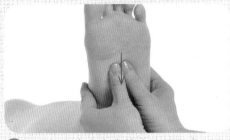

2 双手拇指向心方向推腹腔神经丛区3分钟。

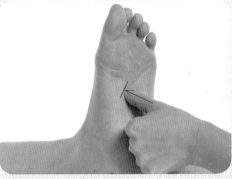

3 拇指点肾区3分钟。

## 以腹泻为主症：

▶ 以腹泻为主症的胃肠炎可选腹腔神经丛区刮足底、甲状腺区、十二指肠区、小肠区。

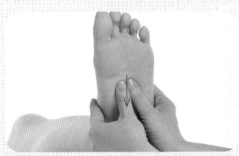

1 双手拇指向心方向推腹腔神经丛区3分钟。

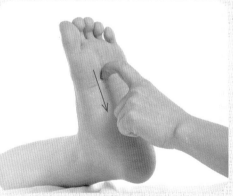

2 示指由足趾端向足跟端刮足底3分钟。

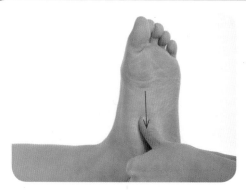

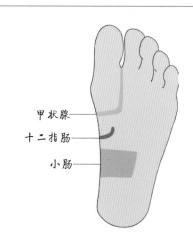

甲状腺

十二指肠

小肠

1 拇指向心方向推十二指肠区3分钟。

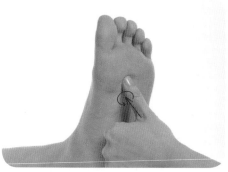

2 拇指按揉甲状腺区3分钟。

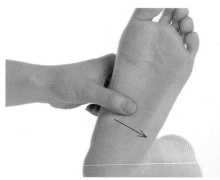

3 拇指平推小肠区3分钟。

## 以厌食为主症：

▶以厌食为主症的胃肠炎可选胃区、脾区（左足）。

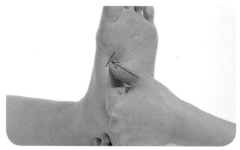

1 拇指点胃区3分钟。

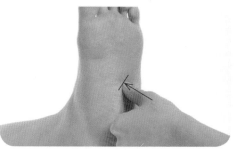

2 拇指点脾区(左足)3分钟。

## 以胃、十二指肠溃疡为主症：

▶ 以胃、十二指肠溃疡为主症的胃肠炎可选胃区、十二指肠区、小肠区、升结肠区、横结肠区、脾区（左足）。

胃
十二指肠
升结肠
横结肠
小肠
脾

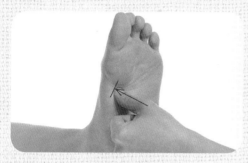

1 拇指点胃区 3 分钟。

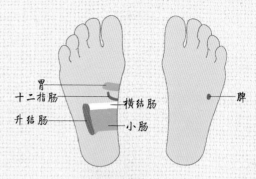

4 拇指由足跟向足趾方向推升结肠区 10 ~ 15 次。

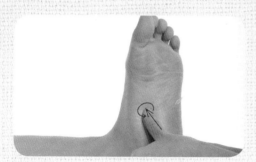

2 拇指按揉十二指肠区 3 分钟。

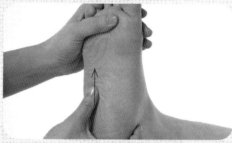

5 拇指平推横结肠区 10 ~ 15 次。

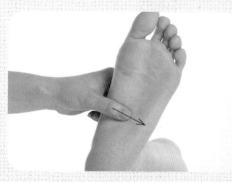

3 拇指平推小肠区 3 分钟。

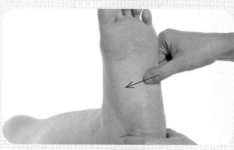

6 拇指指腹按揉脾区（左足）3 分钟。

## 以便秘为主症：

▶ 以便秘为主症的胃肠炎可选小肠区、十二指肠区、胃区、直肠区。

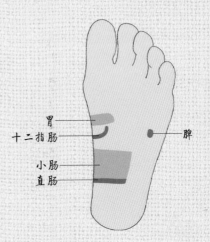

胃
十二指肠
小肠
直肠
脾

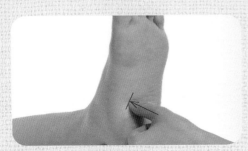

**1** 拇指点小肠区3分钟。

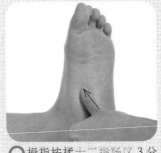

**2** 拇指按揉十二指肠区3分钟。

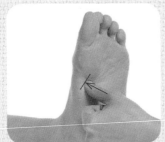

**3** 拇指点胃区3分钟。

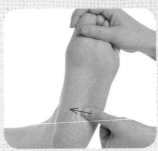

**4** 拇指横推直肠区3分钟。

### 小贴士

1. 慢性胃肠炎一般病程较长，易反复发作，使用手足耳按摩疗法，可以缓解或减轻症状，但需要有恒心、耐心，持续按摩才能有良好的效果。

2. 注意日常饮食，不吃生冷及辛辣刺激性食物。

3. 保持乐观的情绪，避免长期的精神紧张。

4. 忌空腹服用阿司匹林、红霉素等对胃有刺激性的药物，如必须服用，应在饭后半小时服用。

# 手部按摩

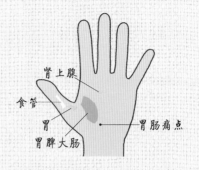

肾上腺
食管
胃
胃脾大肠
胃肠痛点

## 以胀满为主症：

▶ 以胀满为主症的胃肠炎可选胃脾大肠区、
胃区、肾上腺区。

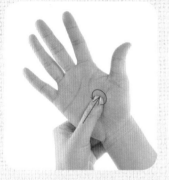
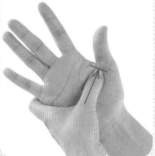
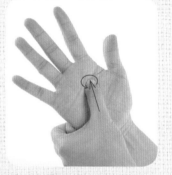

**1** 拇指按揉胃脾大肠区3分钟。　**2** 拇指点胃区3分钟。　**3** 拇指按揉肾上腺区3分钟。

## 以吐酸为主症：

▶ 以吐酸为主症的胃肠炎可选食管区、胃肠
痛点。

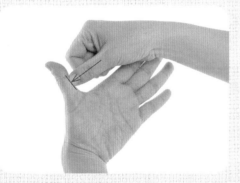
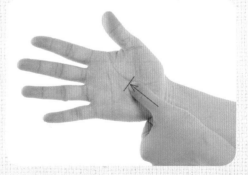

**1** 拇指点食管区3分钟。　**2** 拇指点胃肠痛点3分钟。

## 以腹泻为主症：

▶ 以腹泻为主症的胃肠炎可选胃脾大肠区、大肠点。

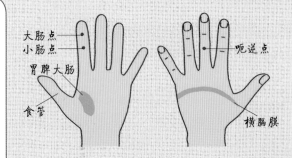

大肠点
小肠点
胃脾大肠
食管
呃逆点
横膈膜

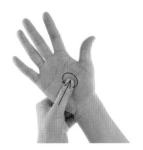

1 拇指按揉胃脾大肠区 3 分钟。

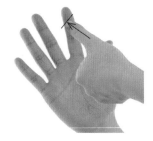

2 拇指点大肠点 3 分钟。

## 以便秘为主症：

▶ 以便秘为主症的胃肠炎可选小肠点。

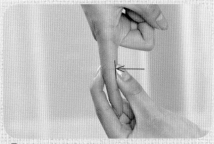

1 拇指点小肠点 3 分钟。

## 以呃逆为主症：

▶ 以呃逆为主症的胃肠炎可选横膈膜区、呃逆点。

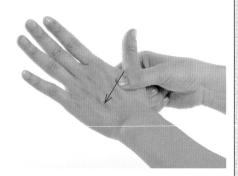

1 拇指推横膈膜区 100 ～ 150 次。

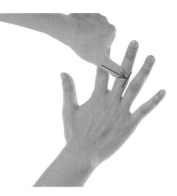

2 拇指点呃逆点 3 分钟。

## 以厌食为主症：

▶以厌食为主症的胃肠炎可选胃脾大肠区、
食管区。

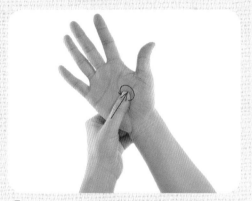

**1** 拇指按揉胃脾大肠区3分钟。

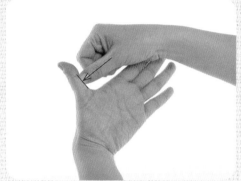

**2** 拇指点食管区3分钟。

# 耳部按摩

## 以慢性胃肠炎为主症：

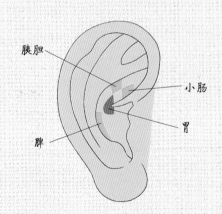

胰胆
脾
小肠
胃

**1** 按揉胃区、脾区、胰胆区、小肠区各2～3
分钟，亦可用按摩棒对各反射区进行按
压。各反射区可反复交替使用，每日早、晚
各1次，1个月为1个疗程。

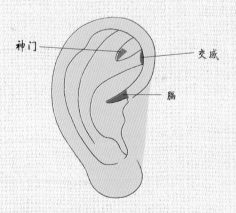

神门
交感
膈

**2** 捏揉神门区、膈区、交感区各2～3分钟，
亦可用按摩棒对各反射区进行按压。各
反射区可反复交替使用，每日早、晚各1次，
1个月为1个疗程。

## 以慢性萎缩性胃炎为主症：

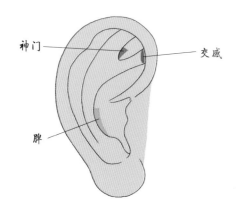

神门
交感
脾

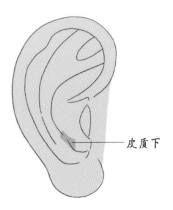

皮质下

1 指掐交感区、脾区、神门区各 2～3 分钟，每日 3～5 次。

2 指掐皮质下区 2～3 分钟，每日 3～5 次。

**小贴士**

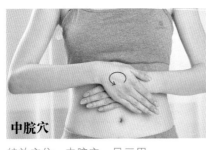

中脘穴

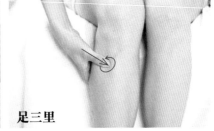

足三里

特效穴位：中脘穴、足三里

穴位位置：中脘穴位于人体前正中线上，脐上4寸处。足三里位于犊鼻穴下3寸，胫骨前嵴外一横指处。

按摩方法：以中脘穴为中心，在上腹部进行摩腹10分钟。拇指指腹按揉足三里穴约3分钟。

# 呃 逆

**05**

　　本病是指气逆上冲，喉间呃呃连声，声短而频，不能自制的一种症状。如偶然发作、症状轻微，大都不治而愈。如持续不断，则须要治疗，方能治愈。本节所说的是持续不止的呃逆。

## 足部按摩

▶呃逆可选喉及气管区、横膈膜区、胃区、公孙穴。

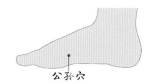

公孙穴

横膈膜

喉及气管

胃

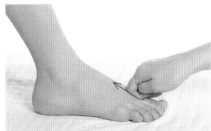

1 屈示指向心方向推喉及气管区1分钟。

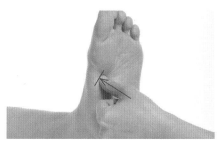

2 拇指点胃区6分钟。

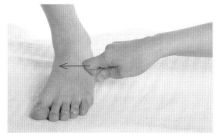

3 屈示指从外侧向内侧推横膈膜区6分钟。

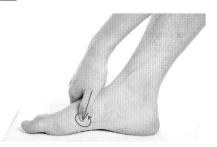

4 拇指按揉公孙穴，稍有痛感即可。

## 手部按摩

▶呃逆可选胃脾大肠区、胃肠痛点、横膈膜
区、胃区、呃逆点、胸点、合谷穴、内关
穴、外关穴。

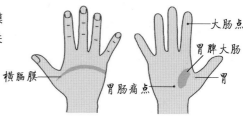

横膈膜

胃肠痛点

大肠点

胃脾大肠

胃

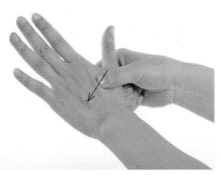

1 拇指从桡侧向尺侧推横膈膜区 5 分钟。

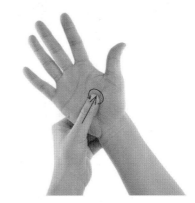

2 拇指按揉胃脾大肠区 3 分钟。

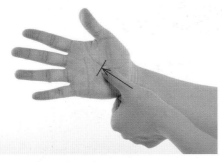

3 拇指点胃肠痛点 3 分钟。

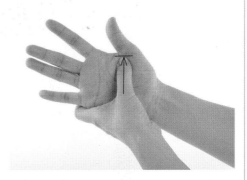

4 拇指点胃区 3 分钟。

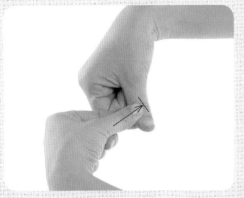

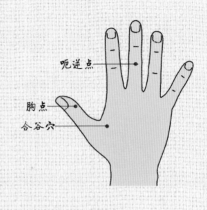

呃逆点

胸点

合谷穴

5 拇指点胸点 3 分钟。

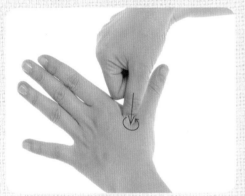

6 拇指按揉合谷穴 2 分钟。

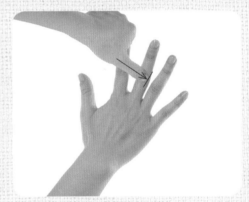

7 点呃逆点 3 分钟。

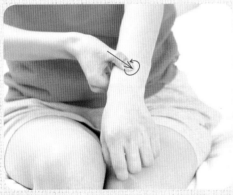

8 拇指按揉外关穴 2 分钟。

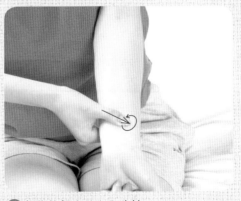

9 拇指按揉内关穴 2 分钟。

## 耳部按摩

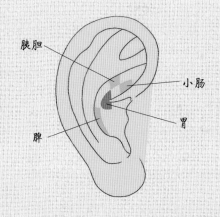

胰胆
小肠
脾
胃

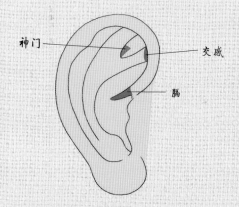

神门
交感
膈

**1** 按揉胰胆区、胃区、脾区、小肠区各30～50次。亦可用按摩棒对各反射区进行按压。各反射区可反复交替使用，每日早、晚各1次，1个月为1个疗程。

**2** 按揉神门区、交感区、膈区各30～50次。亦可用按摩棒对各反射区进行按压。各反射区可反复交替使用，每日早、晚各1次，1个月为1个疗程。

### 小贴士

内关穴取穴方法：正坐或仰卧，掌心向上，内关穴位于前臂正中，腕横纹上2寸（三横指宽），在桡侧屈腕肌腱同掌长肌腱之间（攥拳，腕部会有两根筋凸起，内关穴就在两根筋中间的位置）。

外关穴取穴方法：腕背横纹中点直上三指的距离（2寸），前臂两骨头之间有一凹陷处即是外关穴。

# 便 秘

**06**

便秘即大便秘结不通，排便间隔时间延长，或虽不延长但排便困难。便秘是老年人常见病。按摩治疗便秘标本兼治，相对其他方法，简单方便，可操作性强，效果良好，甚至立竿见影。

## 足部按摩

▶便秘可选脾区（左足）、十二指肠区、盲肠阑尾区、腹腔神经丛区、胃区、直肠及乙状结肠区、肛门区、升结肠、降结肠区、小肠区、公孙穴。

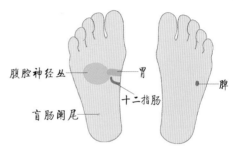

腹腔神经丛　　　胃
　　　　　　　　脾
　　十二指肠
盲肠阑尾

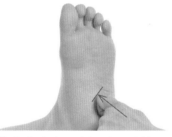

1 拇指点脾区（左足）1 分钟。

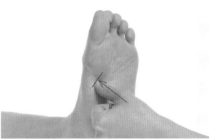

2 拇指点胃区 1 分钟。

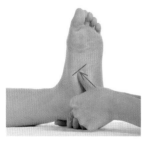

3 拇指点十二指肠区 1 分钟。

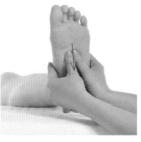

4 双手拇指向心方向推腹腔神经丛区 3 分钟。

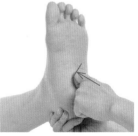

5 屈示指点盲肠阑尾区 1 分钟。

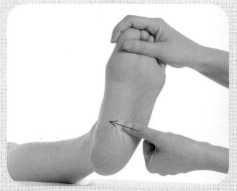

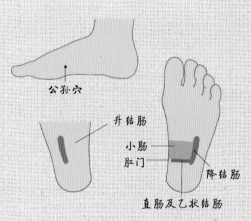

公孙穴

升结肠
小肠
肛门
降结肠
直肠及乙状结肠

6 拇指从外侧向内侧推直肠及乙状结肠区2分钟。

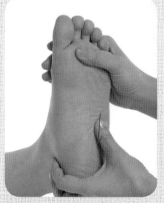

7 拇指按揉肛门区2分钟。

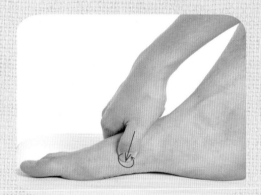

8 拇指指腹按揉公孙穴2分钟。

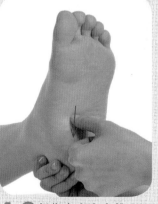

9 拇指向心方向推降结肠区2分钟。

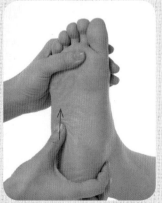

10 拇指向心方向推小肠区2分钟。

11 拇指逆心方向推升结肠区2分钟。

# 手部按摩

▶便秘可选肾区、膀胱区、胃区、小
肠区、大肠区、骶骨区、商阳穴、
支沟穴。

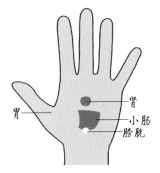

胃——
肾
小肠
膀胱

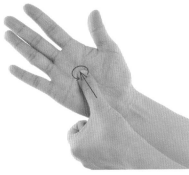

**1** 拇指按揉肾区 2 分钟。

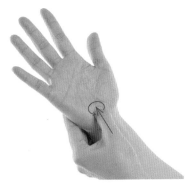

**2** 拇指按揉膀胱区 2 分钟。

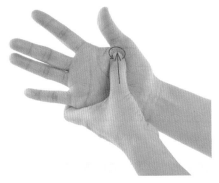

**3** 拇指按揉胃区 3 分钟。

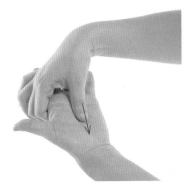

**4** 拇指向心方向推小肠区 2 分钟。

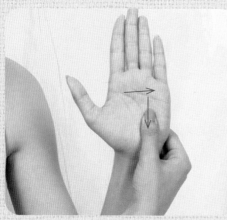

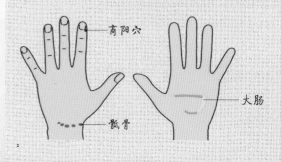

商阳穴

大肠

骶骨

5 拇指向心方向和从桡侧向尺侧方向推大肠区3分钟。

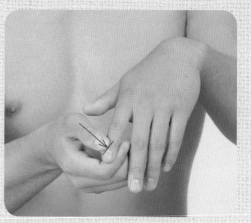

7 拇指按商阳穴3分钟。

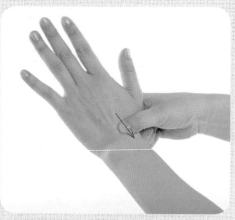

6 拇指向心方向推骶骨区3分钟。

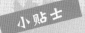
小贴士

大肠区的组成：大肠区由升结肠区、横结肠区、降结肠区及直肠区组成，其中升结肠区位于右足底，横结肠区位于双足足掌中间，降结肠及直肠区位于左足底。

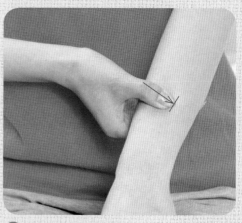

8 拇指按支沟穴3分钟。

## 耳部按摩

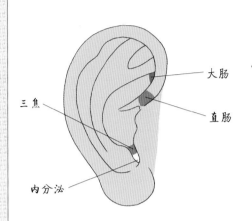

**1** 按揉大肠区、直肠区、三焦区、内分泌区各 30 ~ 50 次，亦可用按摩棒对以上反射区进行按压。各反射区可反复交替使用，每日早、晚各 1 次，1 个月为 1 个疗程。

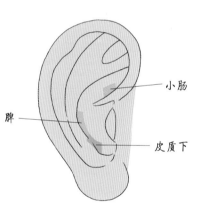

**2** 捏揉小肠区、皮质下区、脾区各 30 ~ 50 次，亦可用按摩棒对以上反射区进行按压。各反射区可反复交替使用，每日早、晚各 1 次，1 个月为 1 个疗程。

### 小贴士

公孙穴：位于足内侧缘，第一跖骨基底部的前下方赤白肉际处。

商阳穴：位于手示指末节桡侧，距指甲角0.1寸。

支沟穴：位于前臂背侧，腕背横纹上3寸，尺骨与桡骨之间。

# 腹 泻

**07**

腹泻中医又叫泄泻，是指排便次数增多，粪便稀薄，甚至泻出如水样。本病一年四季均可发生，尤以夏秋两季多见。常见于急慢性肠炎、肠结核、肠功能紊乱、结肠过敏等病。

## 足部按摩

▶腹泻可选肾上腺区、肾区、输尿管区、膀胱区、胃区、脾区（左足）、腹腔神经丛区、横结肠区、乙状结肠及直肠区、小肠区、降结肠区、肛门区、升结肠区、盲肠阑尾区、公孙穴。

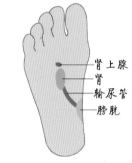

肾上腺
肾
输尿管
膀胱

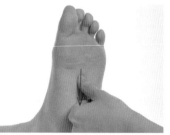

1 拇指向心方向推肾上腺区 2 分钟。

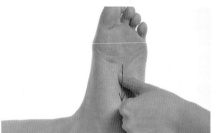

2 拇指向心方向推肾区 2 分钟。

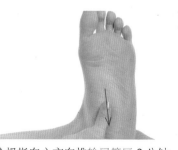

3 拇指向心方向推输尿管区 2 分钟。

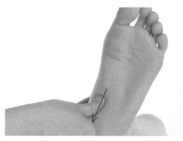

4 拇指向心方向推膀胱区 2 分钟。

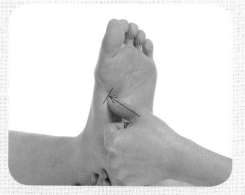

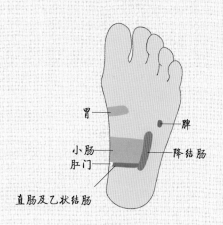

胃 　脾

小肠 　降结肠

肛门

直肠及乙状结肠

5 拇指点胃区 2 分钟。

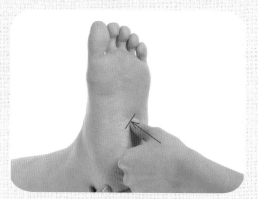

6 拇指点脾区（左足）5 分钟。

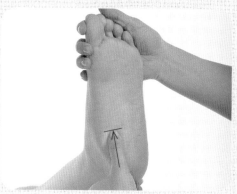

7 拇指点肛门区 1 分钟。

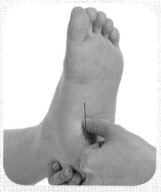

8 拇指向心方向推小肠区 1 分钟。

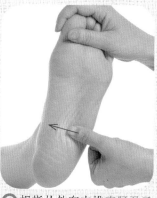

9 拇指从外向内推直肠及乙状结肠区 1 分钟。

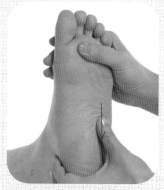

10 拇指向心方向推降结肠区 1 分钟。

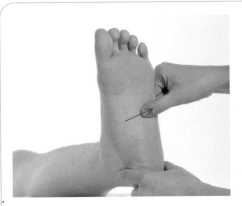

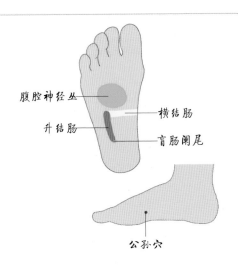

腹腔神经丛

升结肠

横结肠

盲肠阑尾

公孙穴

**11** 拇指从内侧向外侧推横结肠区1分钟。

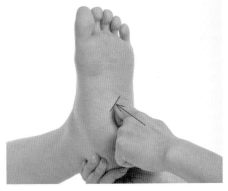

**12** 双手拇指向心方向推腹腔神经丛区2分钟。

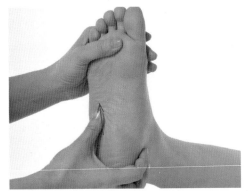

**13** 拇指逆心方向推升结肠区1分钟。

**14** 屈示指点盲肠阑尾区1分钟。

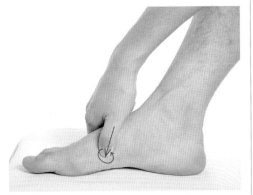

**15** 拇指指腹按揉公孙穴2分钟。

# 手部按摩

▶ 腹泻可选肾区、肺区、上身淋巴结
区、下身淋巴结区、胃区、大肠区、
小肠区、十二指肠区、腹泻点、盲肠
阑尾区。

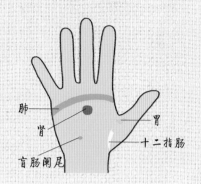

肺
肾
盲肠阑尾
胃
十二指肠

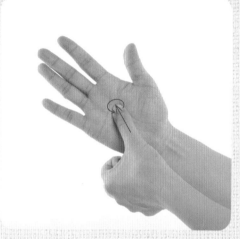

1 拇指按揉肾区2分钟。

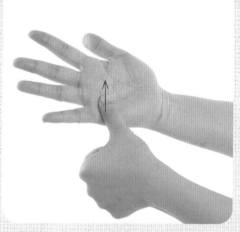

2 拇指从外侧向内侧推肺区2分钟。

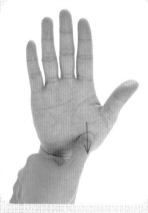

3 拇指向心方向推十二指肠区2分钟。

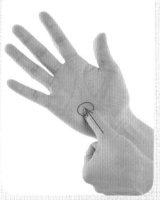

4 拇指按揉盲肠阑尾区2分钟。

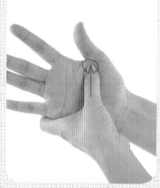

5 拇指按揉胃区2分钟。

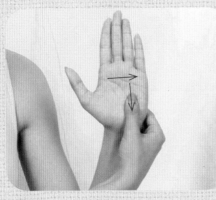
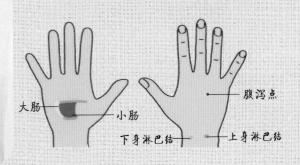

大肠　小肠　腹泻点　下身淋巴结　上身淋巴结

6 拇指向心方向和从桡侧向尺侧方向推大肠区 5 分钟。

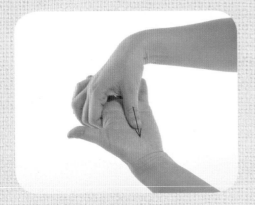

7 拇指向心方向推小肠区 2 分钟。

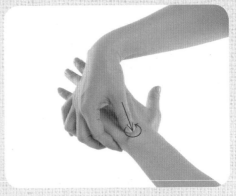

8 拇指按揉上身淋巴结区 2 分钟。

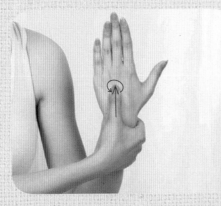

9 拇指按揉腹泻点 2 分钟。

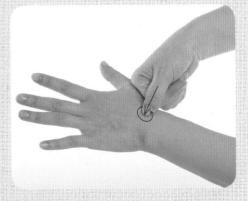

10 拇指按揉下身淋巴结区 2 分钟。

# 耳部按摩

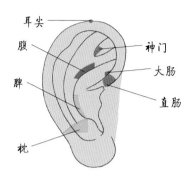

**1** 急性腹泻：取耳尖、直肠区、大肠区、脾区、腹、神门区、枕区等反射区，用压豆法或压贴磁法。

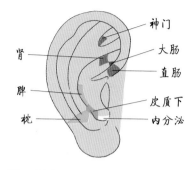

**2** 慢性腹泻：取直肠区、大肠区、脾区、肾区、神门区、枕区、内分泌区、皮质下区，用压豆法或贴磁法。

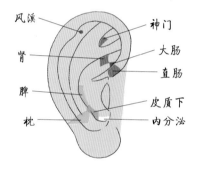

**3** 过敏性腹泻：取风溪、直肠区、大肠区、脾区、肾区、神门区、枕区、内分泌区、皮质下区等反射区，用压豆法或贴磁法。

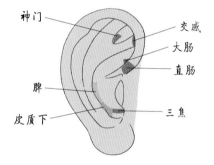

**4** 婴儿腹泻：主区取大肠区、直肠区、交感区、皮质下区，配区取神门区、脾区、三焦区，将王不留行子贴于反射区上，按摩直至反射区出现胀痛及灼热感为止。每隔1日两耳交换1次，每次选用4个反射区。每日按压3～4次。

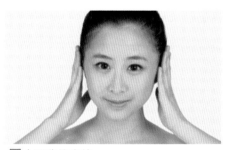

**5** 全耳背按摩法。

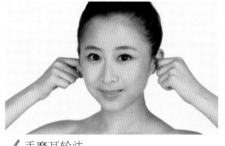

**6** 手摩耳轮法。

# 失 眠

**08**

失眠是以经常不能入睡，或睡而易醒不能再睡，或睡而不甜且常多梦。临床证明，按摩能调整人体的神经功能，使大脑皮质神经活动恢复平衡，从而改善睡眠状况。

## 足部按摩

▶ 失眠可选肾上腺区、肾区、输尿管区、膀胱区、大脑区、胃区、额窦区、腹腔神经丛区、甲状腺区、涌泉穴。

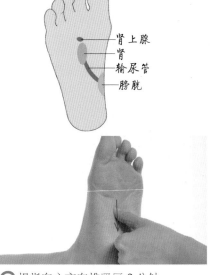

肾上腺
肾
输尿管
膀胱

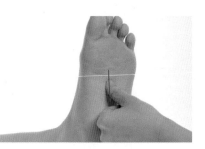

1 拇指向心方向推肾上腺区 2 分钟。

2 拇指向心方向推肾区 2 分钟。

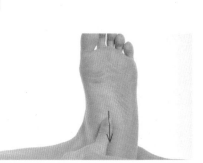

3 拇指向心方向推输尿管区 2 分钟。

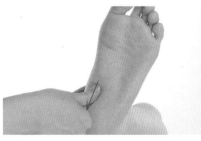

4 拇指向心方向推膀胱区 2 分钟。

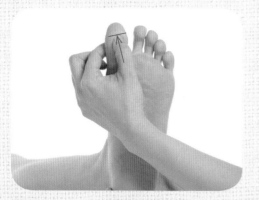

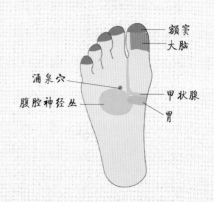

額窦
大脑
涌泉穴
腹腔神经丛
甲状腺
胃

5 拇指按大脑区3分钟。

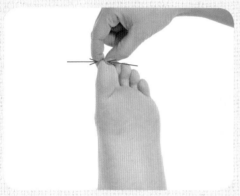

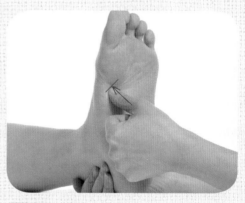

6 拇、示指掐额窦区2分钟。

7 拇指点胃区3分钟。

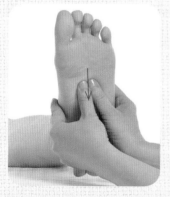

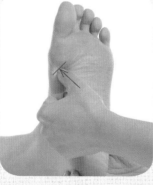

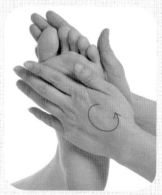

8 双手拇指向心方向推腹腔神经丛区2分钟。

9 拇指点甲状腺区3分钟。

10 搓涌泉穴，顺时针、逆时针方向各30～50次，至足心发热止。

## 手部按摩

▶失眠可选肾区、肺区、甲状腺区、肺区、腹腔神经丛区、心区（左手）、额窦区、小脑及脑干区、垂体区、甲状腺区、大脑区、神门穴、内关穴。

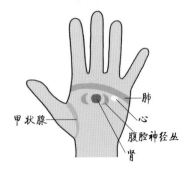

甲状腺—
肺
心
腹腔神经丛
肾

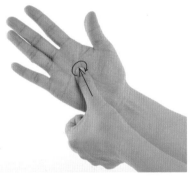

1 拇指按揉肾区 2 分钟。

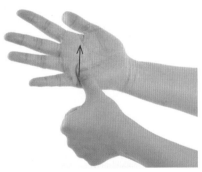

2 拇指从外侧向内侧推肺区 2 分钟。

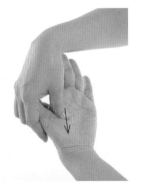

3 拇指向心方向推甲状腺区 2 分钟。

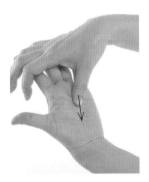

4 拇指向心方向推腹腔神经丛区 2 分钟。

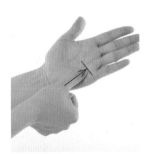

5 拇指点心区（左手）2 分钟。

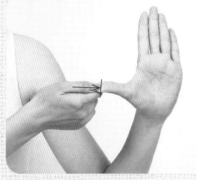
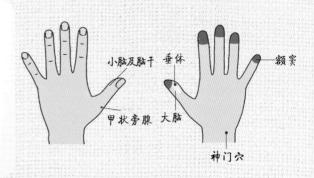

小脑及脑干　垂体　额窦
甲状旁腺　大脑
神门穴

6 拇指按额窦区2分钟。

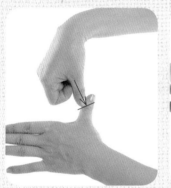
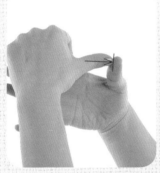
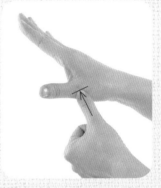

7 拇指按小脑及脑干区2分钟。

8 拇指点垂体区2分钟。

9 拇指点甲状旁腺区2分钟。

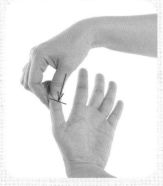
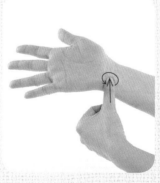
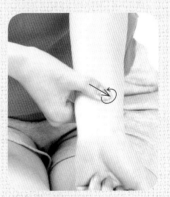

10 拇指按大脑区2分钟。

11 拇指按揉神门穴30次。

12 拇指按揉内关穴30次。

# 耳部按摩

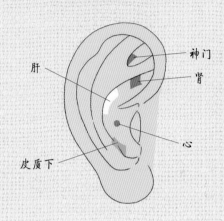

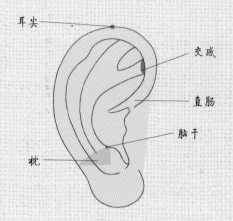

**1** 按揉心区、神门区、肾区、皮质下、肝区各30～50次。亦可用按摩棒对上述反射区进行按压。各反射区可反复交替使用，每日早、晚各1次，1个月为1个疗程。

**2** 捏揉交感区、脑干区、枕区、耳尖区、直肠区各30～50次。亦可用按摩棒对上述反射区进行按压。各反射区可反复交替使用，每日早、晚各1次，1个月为1个疗程。

## 小贴士

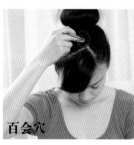
百会穴

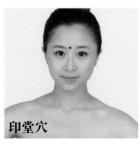
印堂穴

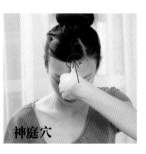
神庭穴

特效穴位：百会穴、印堂穴、神庭穴

穴位位置：百会穴位于头顶中央，后发际正中直上7寸。印堂穴位于两眉中点。神庭穴位于人体的头部，当前发际正中直上0.5寸左右，感觉有个凹下去的地方。

按摩方法：用拇指或示指分别按揉百会穴、印堂穴、神庭穴，顺时针或逆时针方向各按揉2～3分钟，力度适中，以有酸胀感为宜。

# 落　枕

**09**

落枕又称"失枕"，是指颈部某些肌肉的痉挛、肌张力骤然增高造成的以颈部疼痛、活动牵制为主要临床症状的一种急性疾病。

## 足部按摩

▶ 落枕可选颈项区、关节、斜方肌区、尾椎区、颈椎区、肩区。

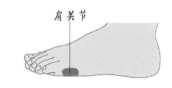
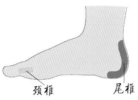
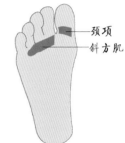

肩关节　颈椎　尾椎　颈项　斜方肌

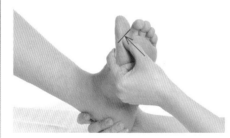

**1** 拇指点颈项区 5 分钟。

**2** 拇指从外侧向内侧推斜方肌区 3 分钟。

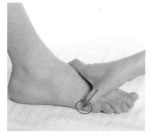
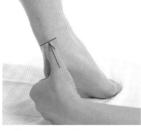
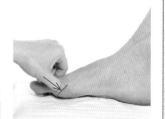

**3** 拇指按揉肩关节区 3 分钟。

**4** 拇指点尾椎区 3 分钟。

**5** 拇指点颈椎区 5 分钟。

## 手部按摩

▶ 落枕可选颈椎区、列缺穴、大脑区、颈项区。

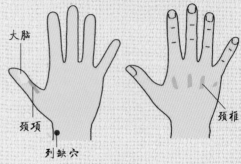

大脑

颈项

列缺穴

颈椎

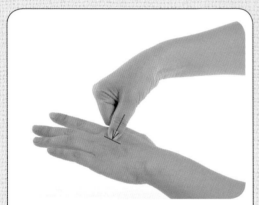

1 拇指按颈椎区5分钟。

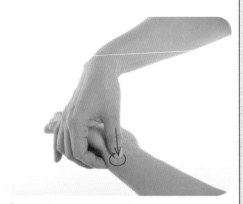

2 拇指按揉列缺穴2分钟。

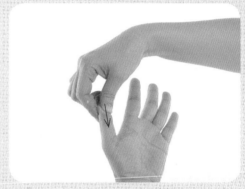

3 拇指向心方向推大脑区2分钟。

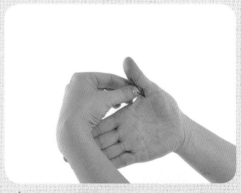

4 拇指向心方向推颈项区2分钟。

## 耳部按摩

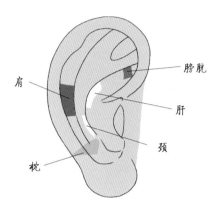

肩
膀胱
肝
颈
枕

1 取颈区、枕区、肩区、膀胱区、肝区等反射区，粘贴伤湿止痛膏为好，也可施行贴磁法及压豆法。

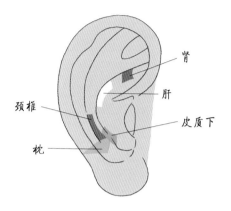

肾
颈椎
肝
皮质下
枕

2 主区取颈椎区，配区取肾区、肝区、皮质下区、枕区，将王不留行子贴于上述反射区上。每区按27转，至产生胀痛、灼热感为止，每日一次，两耳交替应用，10次为1个疗程。

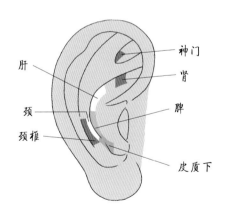

肝
神门
肾
颈
脾
颈椎
皮质下

3 主区取颈区，配区取肾区、肝区、脾区、颈椎区、神门区、皮质下区，将王不留行子贴于选好的反射区上，每区每次按压5分钟，每天按压5次。每隔1天换贴1次。双耳交替贴压，10次为1个疗程。

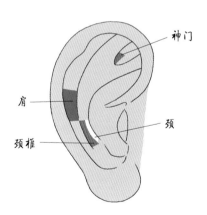

神门
肩
颈
颈椎

4 取颈椎区、颈区、神门区、肩区等反射区，将王不留行子贴敷于上述穴位，边敷边按摩，直至反射区部位出现胀痛、灼热为止，每天交换1次，直至不痛为止，每天按压3~4次。

# 头 痛

**10**

头痛是以头部疼痛为主症的一些病症，可以出现在各种急慢性疾病中。按摩对偏头痛、肌收缩性头痛、感冒头痛、高血压头痛疗效最为显著。

## 足部按摩

▶头痛可选肾区、肾上腺区、额窦区、颈项区、输尿管区、膀胱区、大脑区、小脑及脑干区、三叉神经区、涌泉穴、三阴交穴。

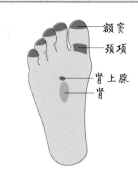

额窦
颈项
肾上腺
肾

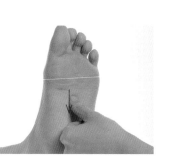

**1** 拇指向心方向推肾上腺区 2 分钟。

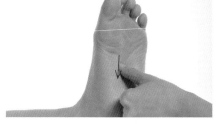

**2** 拇指向心方向推肾区 2 分钟。

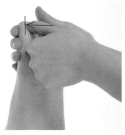

**3** 拇指按额窦区 3 分钟。

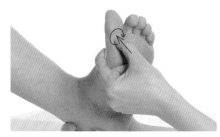

**4** 拇指按揉颈项区 30 次。

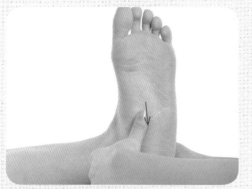

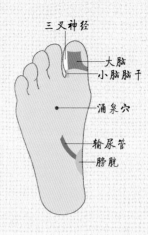

三叉神经
大脑
小脑脑干
涌泉穴
输尿管
膀胱

**5** 拇指向心方向推输尿管区 2 分钟。

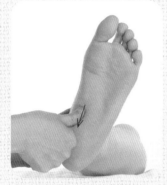

**6** 拇指向心方向推膀胱区 2 分钟。

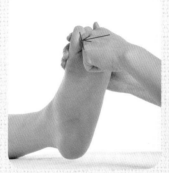

**7** 拇指点大脑区 3 分钟。

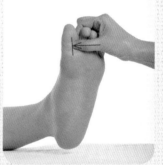

**8** 指点小脑及脑干区 3 分钟。

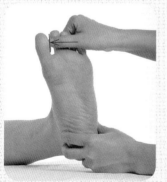

**9** 拇指点三叉神经区 3 分钟。

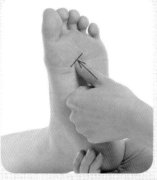

**10** 拇指按涌泉穴 3 分钟。

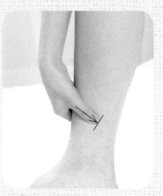

**11** 拇指按三阴交穴 3 分钟。

71

# 手部按摩

▶头痛可选头颈淋巴结区、垂体区、小脑及脑干区、三叉神经区、肝区（右手）、大脑区、腹腔神经丛区、额窦区、鼻区、大陵穴。

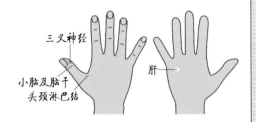

三叉神经
小脑及脑干
头颈淋巴结
肝

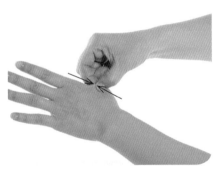

1 拇、示指捏头颈淋巴结区 2 分钟。

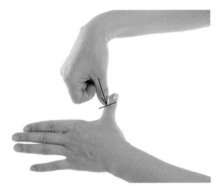

2 拇指点小脑及脑干区 2 分钟。

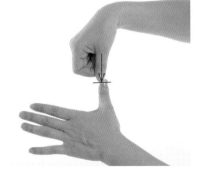

3 拇指点三叉神经区 2 分钟。

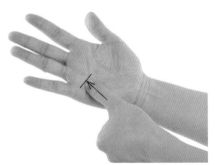

4 拇指点肝区（右手）2 分钟。

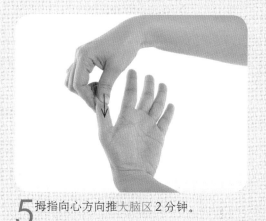

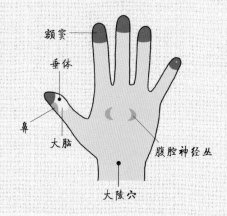

额窦

垂体

鼻

大脑

腹腔神经丛

大陵穴

5 拇指向心方向推大脑区2分钟。

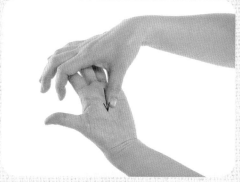

6 拇指向心方向推腹腔神经丛区2分钟。

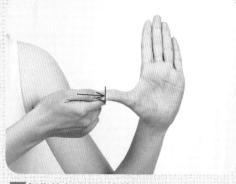

7 拇指按额窦区2分钟。

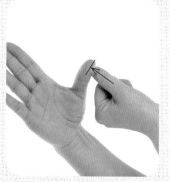

8 拇指点鼻区2分钟。

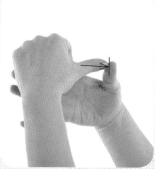

9 拇指点垂体区2分钟。

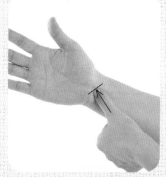

10 拇指按大陵穴2分钟。

# 耳部按摩

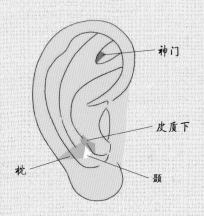
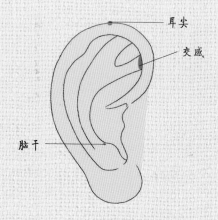

**1** 按揉颞区、皮质下区、枕区、神门区各30～50次。亦可用按摩棒对上述反射区进行按压。各反射区可反复交替使用，每日早、晚各1次，1个月为1个疗程。

**2** 捏揉交感区、脑干区、耳尖各30～50次。亦可用按摩棒对上述反射区进行按压。各反射区可反复交替使用,每日早、晚各1次,1个月为1个疗程。

## 小贴士

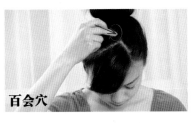

百会穴

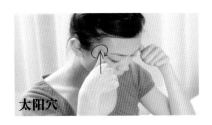

太阳穴

特效穴位：百会穴、太阳穴。

穴位位置：百会穴位于头顶中央，后发际正中直上7寸。太阳穴位于头侧部，眉梢与目外眦之间中点向后约一横指凹陷处。

按摩方法：用拇指或示指分别按揉百会穴、太阳穴，顺时针及逆时针方向各按揉2～3分钟。

# 眩 晕

**11**

眩晕是包括视觉、本体觉、前庭功能障碍所致的一组症候群，以头晕、目眩为主要表现。

## 足部按摩

▶ 眩晕可选大脑区、垂体区、小脑及脑干区、三叉神经区、内耳迷路区、耳区、太冲穴。

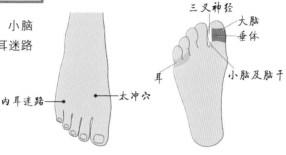

三叉神经
大脑
垂体
耳
小脑及脑干
内耳迷路
太冲穴

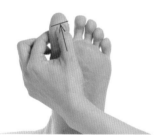

1 拇指点大脑区、垂体区各2分钟。

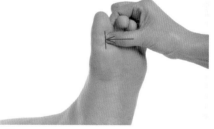

2 拇指点小脑及脑干区2分钟。

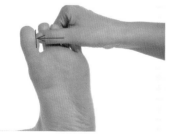

3 拇指点三叉神经区2分钟。

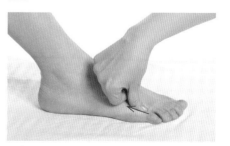

4 拇指向心方向推内耳迷路区3分钟。

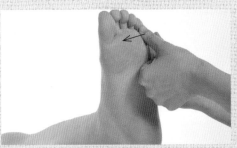

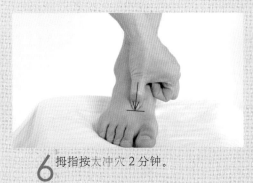

5 拇指从外侧向内侧推耳区 2 分钟。

6 拇指按太冲穴 2 分钟。

## 手部按摩

▶ 眩晕可选肾上腺区、肾区、大脑区、耳区、眼区、颈项区、内耳迷路区、甲状腺区、垂体区、小脑及脑干区、内关穴、神门穴、外关穴。

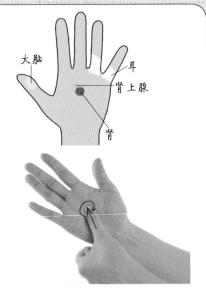

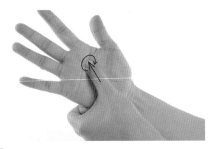

1 拇指按揉肾上腺区 2 分钟。

2 拇指按揉肾区 2 分钟。

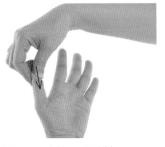

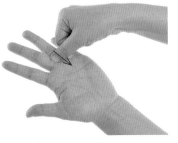

3 拇指向心方向推大脑区 2 分钟。

4 拇指向心方向推耳区 2 分钟。

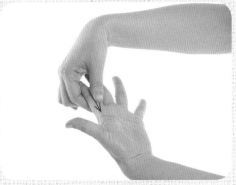
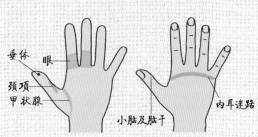

垂体　眼
颈项
甲状腺
小脑及脑干
内耳迷路

**5** 拇指向心方向推眼区2分钟。

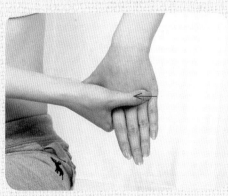

**6** 拇指从尺侧向桡侧推内耳迷路区3分钟。

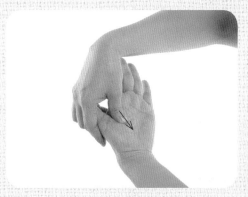

**7** 拇指向心方向推甲状腺区2分钟。

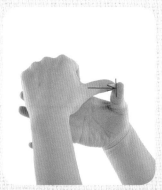

**8** 拇指点垂体区2分钟。

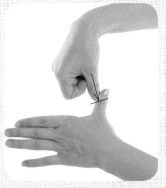

**9** 拇指点小脑及脑干区2分钟。

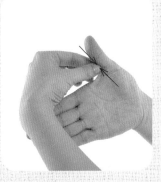

**10** 拇示指捏颈项区2分钟。

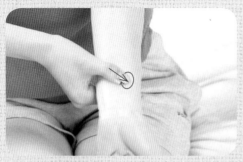

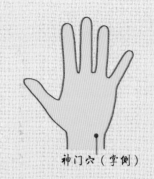

神门穴（掌侧）

11 拇指按揉内关穴 2分钟。

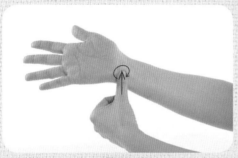

12 拇指按揉神门穴 2分钟。

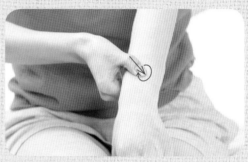

13 拇指按揉外关穴 2分钟。

## 耳部按摩

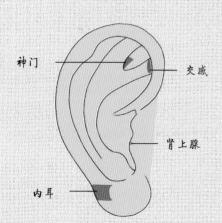

神门

交感

肾上腺

内耳

1 点按神门区、肾上腺区、内耳区、交感区各 30～50 次，亦可用按摩棒对各反射区进行按压。各反射区可反复交替使用，按至眩晕症状消失。

# 鼻 炎

**12**

慢性单纯性鼻炎是鼻腔黏膜因各种因素所致的可逆性慢性炎性疾病。中医认为"鼻为肺之窍",手足耳按摩能清热消炎、宣肺通窍。

## 足部按摩

▶ 鼻炎可选肺区、额窦区、鼻区、甲状旁腺区、胸腺淋巴结区、扁桃体区、头颈淋巴结区。

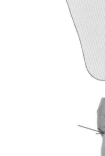

鼻
额窦
肺
甲状旁腺

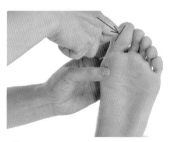

1 拇指从外侧向内侧推肺区 2 分钟。

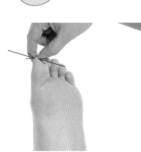

2 拇、示指捏额窦区 3 分钟。

屈示指点鼻区 3 分钟。

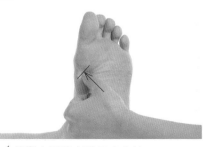

4 拇指点甲状旁腺区 3 分钟。

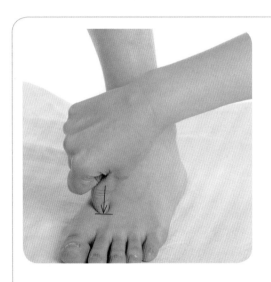

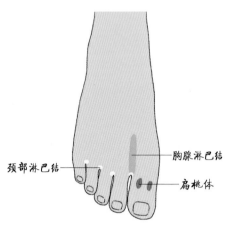

胸腺淋巴结

颈部淋巴结

扁桃体

5 拇指点胸腺淋巴结区2分钟。

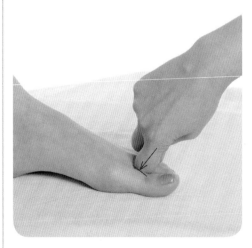

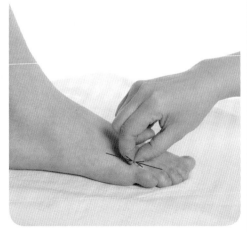

6 屈示指点扁桃体区3分钟。

7 拇、示指捏头颈淋巴结2分钟。

## 手部按摩

▶ 鼻炎可选肺区、头颈淋巴结区、鼻区、
额窦区、扁桃体区、甲状旁腺区。

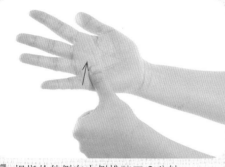

额窦
鼻
头颈淋巴结
扁桃体
肺
甲状旁腺

1 拇指从外侧向内侧推肺区2分钟。

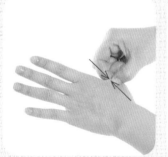

2 拇、示指捏头颈淋巴结2分钟。

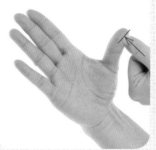

3 拇指点按鼻区3分钟。

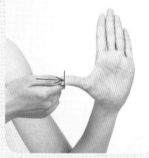

4 拇指点按额窦区3分钟。

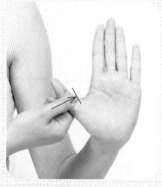

5 拇指点按扁桃体区3分钟。

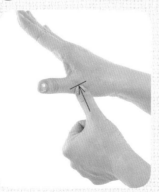

6 拇指点按甲状旁腺区3分钟。

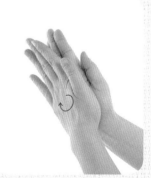

7 双手对擦掌心1分钟。

81

# 耳部按摩

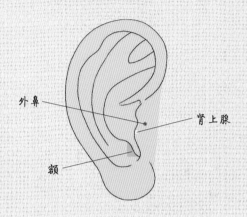

外鼻　肾上腺　额

1 点按外鼻区、肾上腺区、额区各
30～50次，亦可用按摩棒对各反射
区进行按压。各反射区可反复交替使用，
每日早、晚各1次，1个月为1个疗程。

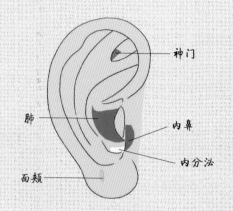

神门　肺　内鼻　内分泌　面颊

2 捏揉内鼻区、肺区、神门区、面颊区、
内分泌各30～50次，亦可用按摩
棒对各反射区进行按压。各反射区可反复
交替使用，每日早、晚各1次，1个月为
1个疗程。

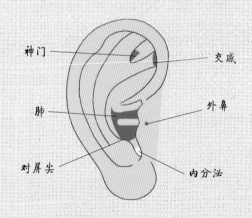

神门　交感　肺　外鼻　对屏尖　内分泌

3 主区取外鼻区、肺区，配区取内分泌
区、对屏尖、交感区、神门区。粘贴
王不留行子于选好的反射区上。每次取一
侧反射区，两耳交替，每日按压各反射区
4～5次。若感鼻痒、喷嚏，可随时按压
耳部反射区。

## 小贴士

1. 坚持进行手足耳按摩，可增强鼻的抗病能力。
2. 远离过敏原，如有害气体、粉尘等刺激。
3. 注意保暖，避免感冒。

## 咽喉炎

**13**

咽喉炎是一种觉见疾病，在各个年龄段的人群中均可发生，尤其以中年患者居多。此病多见于冬季和春季，其他季节也可散见。

## 足部按摩

▶ 咽喉炎可选肾区、输尿管区、膀胱区、肺及支气管区、上身淋巴结区、上颌区、下身淋巴结区、胸腺淋巴结区、扁桃体区、喉区、下颌区。

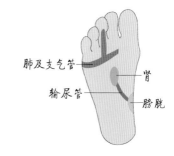

肺及支气管
输尿管
肾
膀胱

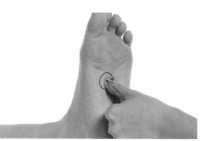

1 拇指按揉肾区 1 分钟。

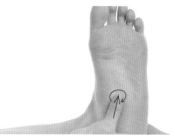

2 拇指按揉输尿管区 1 分钟。

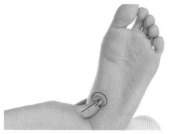

3 拇指按揉膀胱区 1 分钟。

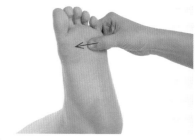

4 拇指从外侧向内侧推肺及支气管区1 分钟。

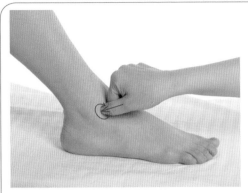

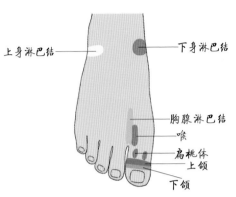

上身淋巴结

下身淋巴结

胸腺淋巴结

喉

扁桃体

上颌

下颌

5 拇指按揉上身淋巴结区1分钟。

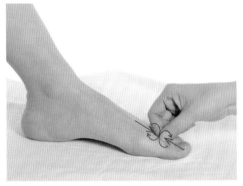

6 拇、示指捻上颌区1分钟。

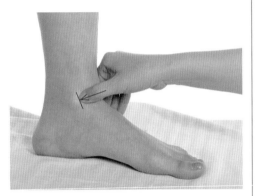

7 拇指点下身淋巴结区1分钟。

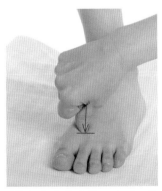

8 拇指点胸腺淋巴腺区1分钟。

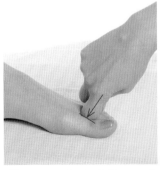

9 屈示指点扁桃体区1分钟。

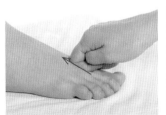

10 屈示指向心方向推喉区1分钟。

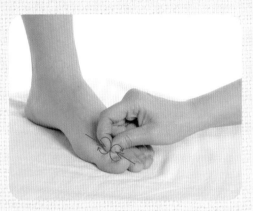

11 拇、示指捻下颌区 1 分钟。

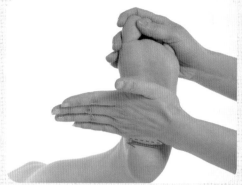

12 小鱼际擦足底 1 分钟。

## 手部按摩

▶咽喉炎可选鼻区、舌区、甲状腺区、
食管及气管区、肺区、胃区、肝区（右
手）、喉及气管区、少商穴。

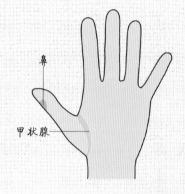

鼻

甲状腺

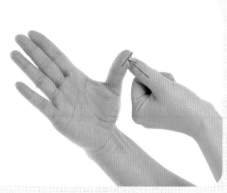

1 拇指点鼻区 2 分钟。

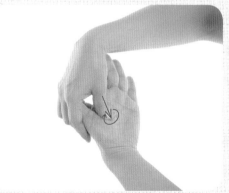

2 拇指按揉甲状腺区 2 分钟。

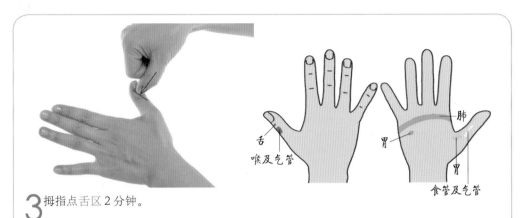

舌
喉及气管
肺
胃
胃
食管及气管

**3** 拇指点舌区 2 分钟。

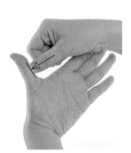

**4** 拇指点食管及气管区 2 分钟。

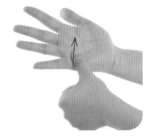

**5** 拇指由外侧向内侧推肺区 2 分钟。

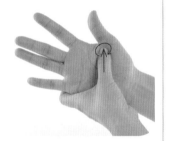

**6** 拇指按揉胃区 2 分钟。

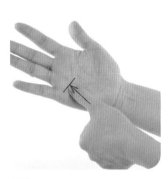

**7** 拇指点肝区（右手）2 分钟。

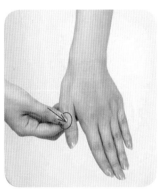

**8** 拇指按揉喉及气管区 2 分钟。

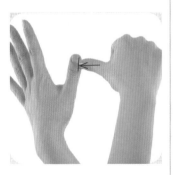

**9** 拇指点少商穴 2 分钟。

# 耳部按摩

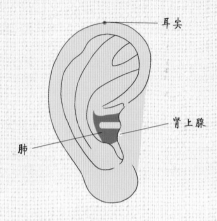

耳尖

肾上腺

肺

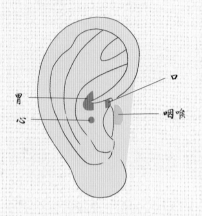

口

胃

心

咽喉

**1** 拇指点掐耳尖、肾上腺区、肺区，亦可用按摩棒对各反射区进行按压。各反射区可反复交替使用，每日早、晚各1次，1个月为1个疗程。

**2** 按压咽喉区、心区、口区、胃区各1分钟，亦可用按摩棒对各反射区进行按压。各反射区可反复交替使用，每日早、晚各1次，1个月为1个疗程。

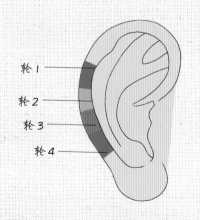

轮 1

轮 2

轮 3

轮 4

### 小贴士

1.手足耳按摩法具有改善咽喉部血液循环、增强免疫力、消炎利咽的作用。配合适当的药物效果更佳。

2.忌食辛辣刺激性食物，戒烟酒。

3.保持大便通畅。

**3** 搓轮1～轮4，1分钟。

87

# 耳鸣、耳聋

**14**

耳鸣是指耳内有鸣响的听幻觉，或如蝉声，或如潮声，或大或小，妨碍正常听觉；耳聋是指听力减退，甚至失听。耳鸣日久，可发展成耳聋。耳鸣、耳聋是临床常见疾病，常可同时出现。

## 足部按摩

▶ 耳聋、耳鸣可选颈项区、垂体区、腹腔神经丛区、肾上腺区、肾区、小脑及脑干区、输尿管区、膀胱区、耳区、颈椎区、内耳迷路区。

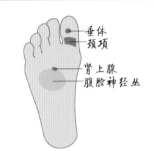

垂体
颈项
肾上腺
腹腔神经丛

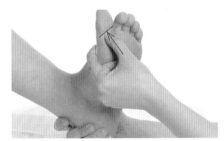

1 拇指点颈项区 1 分钟。

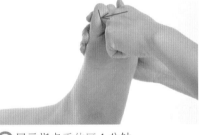

2 屈示指点垂体区 1 分钟。

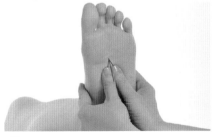

3 双手拇指向心方向推腹腔神经丛区 1 分钟。

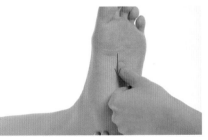

4 拇指向心方向推肾上腺区 1 分钟。

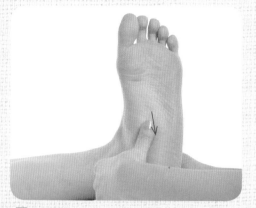

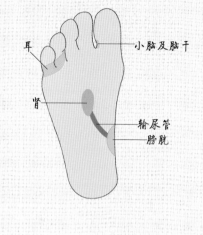

耳
小脑及脑干
肾
输尿管
膀胱

5 拇指向心方向向心方向推输尿管区1分钟。

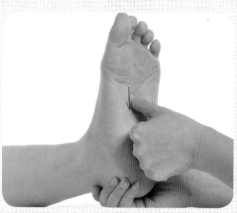

6 拇指向心方向推肾区1分钟。

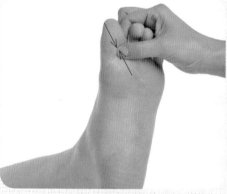

7 拇、示指捏小脑及脑干区1分钟。

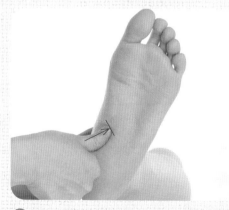

8 拇指按膀胱区1分钟。

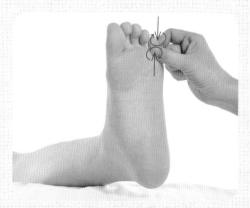

9 拇、示指捻耳区1分钟。

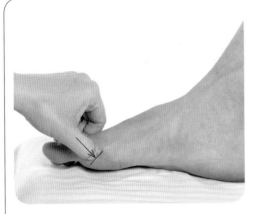
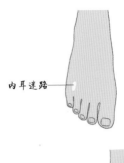

内耳迷路

颈椎

**10** 拇指点颈椎区 1 分钟。

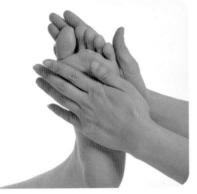

**11** 擦足底 3 分钟。

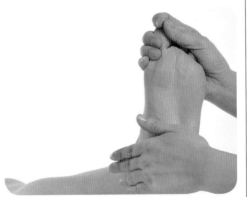

**12** 擦足内侧 2 分钟。

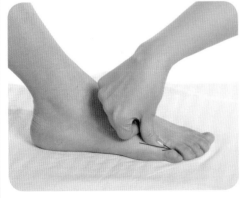

**13** 拇指逆心方向推内耳迷路区 2 分钟。

**小贴士**

耳鸣、耳聋的预防：要戒除乱掏耳朵的习惯，远离噪音环境，游泳、洗头、洗澡时防止水流入耳内，少吸烟、少喝酒、生活作息有规律。避免击打耳部、过劳和使用耳毒性药物。多吃含锌、铁、钙丰富的食物，经常锻炼身体，保持平和心态。

# 手部按摩

▶耳鸣、耳聋可选腹腔神经丛区、肾区、额窦区、垂体区、小脑及脑干区、耳区、内耳迷路区、颈项区、头颈淋巴结区、合谷穴、商阳穴、中渚穴、液门穴、养老学。

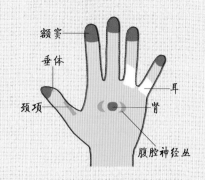

额窦

垂体

耳

颈项

肾

腹腔神经丛

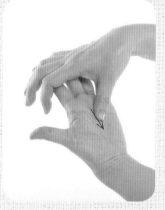

1 拇指推腹腔神经丛区1分钟。

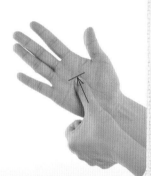

2 拇指按肾区1分钟。

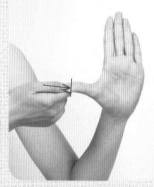

3 拇指点额窦1分钟。

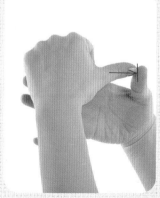

4 拇指点垂体区1分钟。

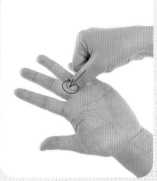

5 拇指按揉耳区1分钟。

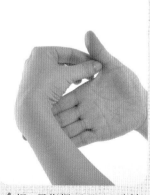

6 拇、示指捏颈项区1分钟。

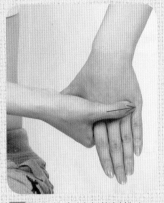

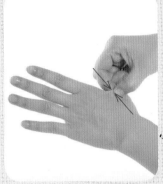

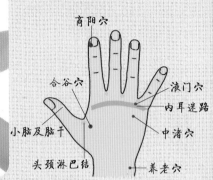

商阳穴

合谷穴　　　　　液门穴

内耳迷路

小脑及脑干　　　　　中渚穴

头颈淋巴结　　　　　养老穴

**7** 拇指从内侧向外侧推内耳迷路区 1 分钟。

**8** 拇、示指掐头颈淋巴结区 1 分钟。

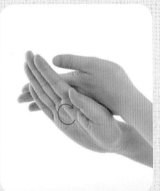

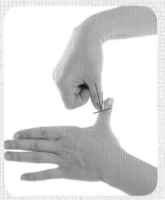

**9** 双手对擦掌心 0.5 分钟。

**10** 双手对擦掌背 0.5 分钟。

**11** 拇指点小脑及脑干区 1 分钟。

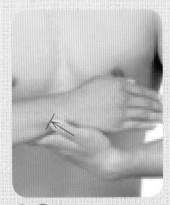

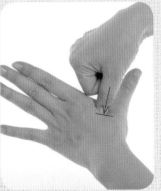

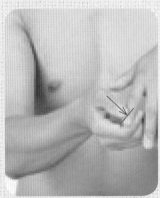

**12** 拇指按养老穴、中渚穴、液门穴各 2 分钟。

**13** 拇指按合谷穴 2 分钟。

**14** 拇指按商阳穴 2 分钟。

# 耳部按摩

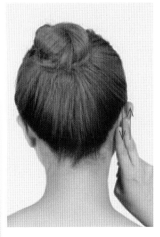

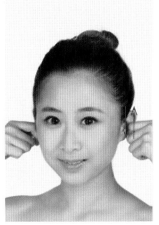

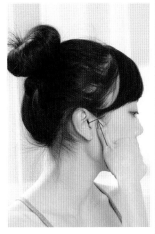

1 双手示、中二指搓摩耳郭腹背两面，反复搓摩 10 ~ 15 次，使全耳发热、发红。

2 手握空拳，以拇、示二指，沿耳轮上下来回推摩 10 次，直至耳轮充血发热。

3 手拇指按听宫穴 2 分钟。

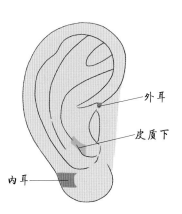

外耳

皮质下

内耳

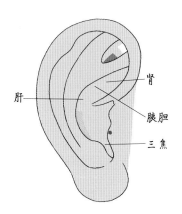

肾

肝

胰胆

三焦

4 捏揉内耳区；推外耳区、皮质下区各 0.5 ~ 1 分钟；掐按枕部区、颞区各 0.5 ~ 1 分钟。

5 点按肾区、三焦区、肝区、胰胆区各 0.5 ~ 1 分钟。

# 慢性扁桃体炎

**15**

扁桃体炎多因风热邪毒从口鼻而入，侵犯咽喉及肺部。主要症状为一侧或两侧扁桃体红肿疼痛、吞咽不适、咽喉梗阻，严重者会导致化脓。

## 足部按摩

▶ 慢性扁桃体炎可选肾上腺区、肾区、扁桃体区、上身淋巴结区、下身淋巴结区、胸腺淋巴结区、太溪穴。

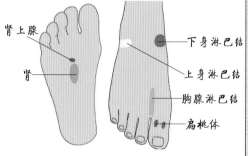

肾上腺　　下身淋巴结
肾　　　　上身淋巴结
　　　　　胸腺淋巴结
　　　　　扁桃体

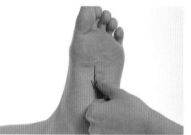

1 拇指向心方向推肾上腺区2分钟。

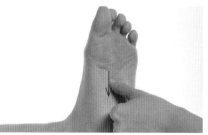

2 拇指向心方向推肾区2分钟。

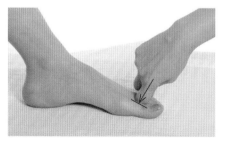

3 屈示指点扁桃体区5分钟。

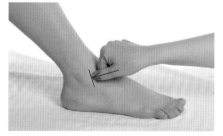

4 拇指点上身淋巴结区5分钟。

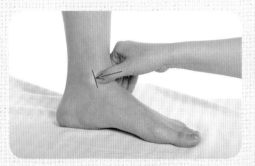

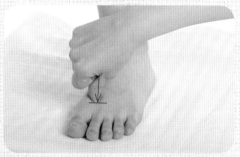

5 拇指点下身淋巴结区5分钟。

6 拇指点胸腺淋巴结区2分钟。

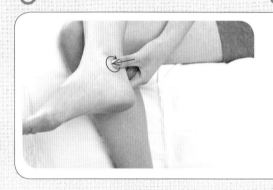

太溪穴

7 拇指按揉太溪穴2分钟。

## 手部按摩

▶ 慢性扁桃体炎可选下身淋巴结区、上身淋巴结区、合谷穴、少商穴、扁桃体区。

合谷穴　　少泽穴　　扁桃体

下身淋巴结　　上身淋巴结

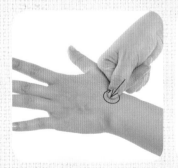

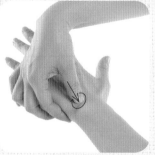

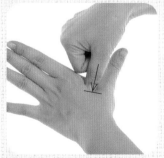

1 拇指按揉下身淋巴结区5分钟。

2 拇指按揉上身淋巴结区5分钟。

3 拇指点合谷穴2分钟。

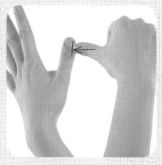
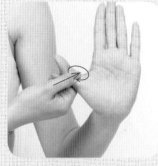
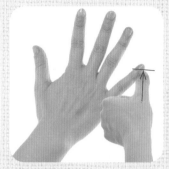

4 拇指点少商穴2分钟。

5 拇指按揉扁桃体区5分钟。

6 拇指点少泽穴2分钟。

## 耳部按摩

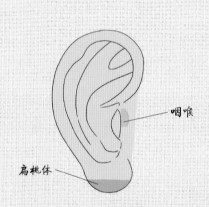

耳尖

咽喉

扁桃体

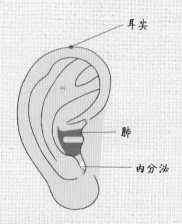

耳尖

肺

内分泌

1 点按扁桃体区、咽喉区各30～50次。亦可用按摩棒对各反射区进行按压。各反射区可反复交替使用,每日早、晚各1次,1个月为1个疗程。

2 捏揉肺区、内分泌区、耳尖各30～50次。亦可用按摩棒对各反射区进行按压。各反射区可反复交替使用,每日早、晚各1次,1个月为1个疗程。

**小贴士**

1. 手足耳按摩虽然具有清热解毒、宣肺利咽的作用,但是在扁桃体炎急性发作出现高热症状时,还是应以药物治疗为主,结合按摩疗法进行辅助治疗,以减轻不适症状。
2. 扁桃体炎患者的饮食宜清淡,忌食辛辣刺激性食物。

# 牙痛

## 16

　　牙痛是口腔科最常见的病症之一，无论是牙齿或牙周的疾病都可发生牙痛，按摩对缓解牙痛具有较好效果。

## 足部按摩

▶牙痛可选小肠区、横结肠区、降结肠区、胰腺区、胃区、十二指肠区、上颌区、下颌区、太冲穴。

胃
胰
十二指肠
横结肠
小肠

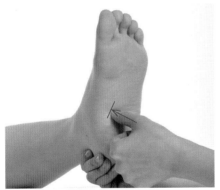

1 拇指按小肠区1分钟。

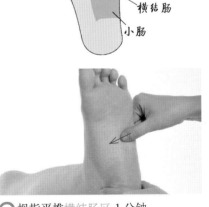

2 拇指平推横结肠区1分钟。

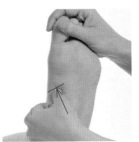

3 拇指点胰腺区1分钟。

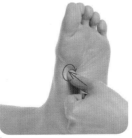

4 拇指按揉胃区1分钟。

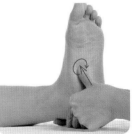

5 拇指按揉十二指肠区1分钟。

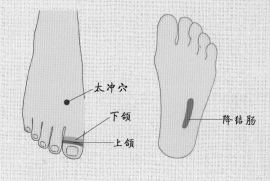

太冲穴

下颌

上颌

降结肠

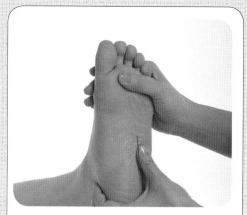

6 拇指向心方向推降结肠区 1 分钟。

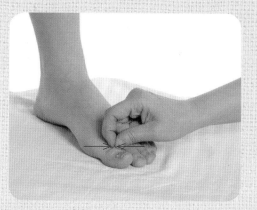

8 拇、示指捏上颌区 3 分钟。

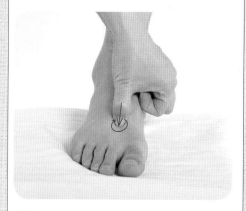

7 拇指按揉太冲穴 30 次。

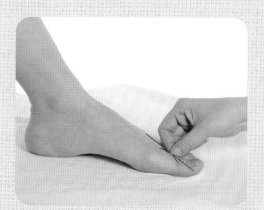

9 拇、示指捏下颌区 3 分钟。

# 手部按摩

▶ 牙痛可选肺区、胃区、大肠区、十二指肠区、肝区（右手）、胆区（右手）、小肠区、牙痛点、上颌及下颌区、三叉神经区、合谷穴。

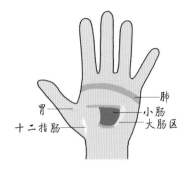

胃
十二指肠
肺
小肠
大肠区

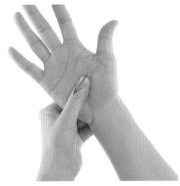 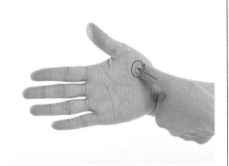

1 拇指向心方向推或从桡侧向尺侧推大肠区 2 分钟。

2 拇指按揉十二指肠区 2 分钟。

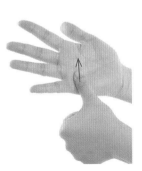 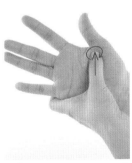 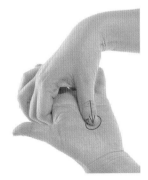

3 拇指从外侧向内侧推肺区 2 分钟。

4 拇指按揉胃区 2 分钟。

5 拇指按揉小肠区 2 分钟。

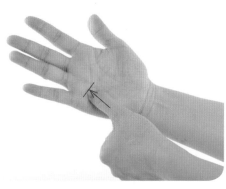

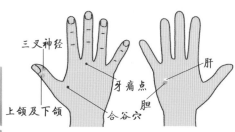

三叉神经
牙痛点
上颌及下颌
合谷穴
肝
胆

**6** 拇指点肝区（右手）2分钟。

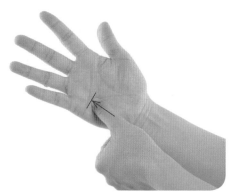

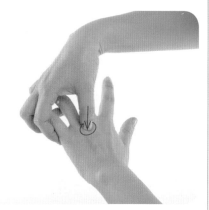

**7** 拇指点胆区（右手）2分钟。

**8** 拇指按揉牙痛点2分钟。

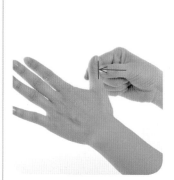

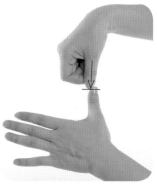

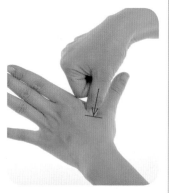

**9** 拇指点上颌及下颌区 2分钟。

**10** 拇指按三叉神经区 2分钟。

**11** 拇指按合谷穴2分钟。

## 耳部按摩

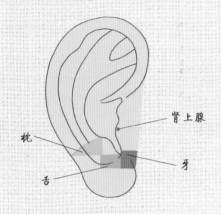

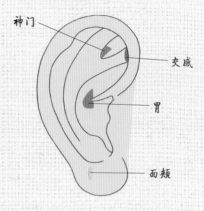

**1** 按揉牙区、舌区、肾上腺区、枕区各30 ~ 50 次。亦可用按摩棒对各反射区进行按压。各反射区可反复交替使用，每日早、晚各 1 次，或者痛时治疗，痛止即停。

**2** 捏揉交感区、神门区、面颊区、胃区各30 ~ 50 次。亦可用按摩棒对各反射区进行按压。各反射区可反复交替使用，每日早、晚各 1 次，或者痛时治疗，痛止即停。

### 小贴士

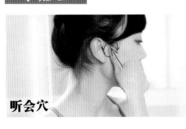

**听会穴**

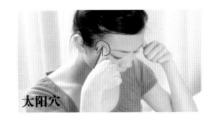

**太阳穴**

特效穴位：听会穴、太阳穴。

穴位位置：听会穴位于面部，耳屏间切迹的前方，下颌骨髁突的后缘，张口有凹陷处。太阳穴位于眉梢到耳之间约1/3处，用手触摸最凹陷处。

按摩方法：拇指指腹分别按揉听会穴、太阳穴各2分钟。手法宜轻柔，至穴位部位皮肤发热止。

## 口腔溃疡

**17**

口腔溃疡是指口腔黏膜周期性反复发作的局限性溃疡，表现为口腔黏膜出现浅表如黄豆大小的小水疱和小溃疡，呈卵圆形或梭形，好发于唇、舌、颊、牙龈等部位。

## 足部按摩

▶口腔溃疡可选上颌区、下颌区、额窦区、肾上腺区、内庭穴。

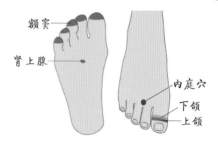

额窦
肾上腺
内庭穴
下颌
上颌

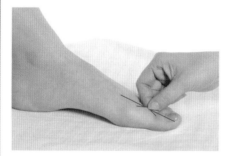

**1** 拇、示指捏上颌区1分钟。

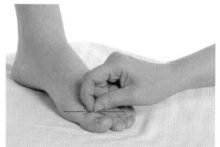

**2** 拇、示指捏下颌区1分钟。

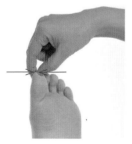

**3** 拇、示指捏额窦区2分钟。

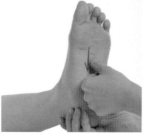

**4** 拇指向心方向推肾上腺区2分钟。

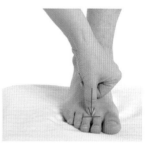

**5** 拇指按内庭穴1分钟。

# 手部按摩

▶ 口腔溃疡可选心区（左手）、舌区、上颌及下颌区、合谷穴。

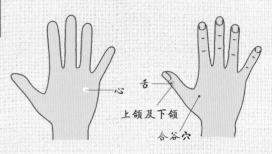

心　舌

上颌及下颌

合谷穴

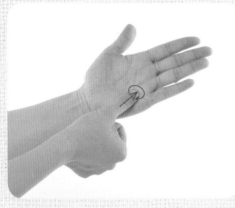

1 拇指按揉心区（左手）1分钟。

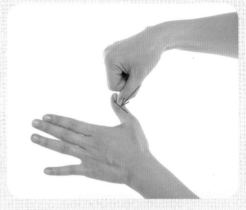

2 拇指点舌区2分钟。

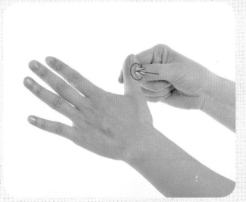

3 拇指按揉上颌及下颌区2分钟。

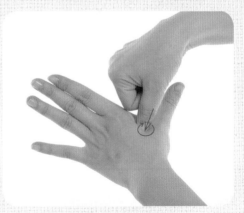

4 拇指按揉合谷穴2分钟。

# 耳部按摩

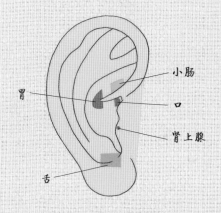

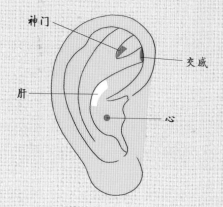

1 点按或按揉口区、舌区、肾上腺区、胃区、小肠区各 30 ～ 50 次。亦可用按摩棒对各反射区进行按压。各反射区可反复交替使用，每日早、晚各 1 次，直至病愈。

2 捏揉交感区、心区、神门区、肝区各30 ～ 50 次。亦可用按摩棒对各反射区进行按压。各反射区可反复交替使用，每日早、晚各 1 次，直至病愈。

## 小贴士

特效穴位：足三里穴。

穴位位置：足三里位于犊鼻穴下3寸，胫骨前嵴外一横指处。

按摩方法：拇指指腹按揉足三里穴1分钟，手法宜轻柔，至穴位部位皮肤发热止，每日1次。

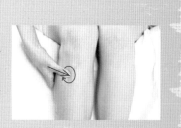

# 假性近视

**18**

假性近视是一种常见的眼科病症，由眼的调节功能异常所致，主要表现为远视时视物模糊、视近物正常，多发生于青少年，以学生人群居多。如不重视，容易转变为真性近视。

## 足部按摩

▶假性近视可选肾上腺区、肾区、肺区、眼区、肝区（右足）、大脑区。

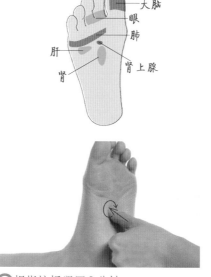

大脑
眼
肺
肝
肾
肾上腺

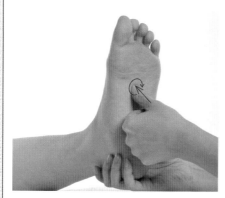

**1** 拇指按揉肾上腺区 2 分钟。

拇指按揉肾区 2 分钟。

**3** 拇指从外侧向内侧推肺区 2 分钟。

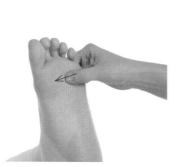

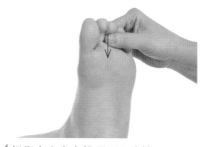

**4** 拇指向心方向推眼区 3 分钟。

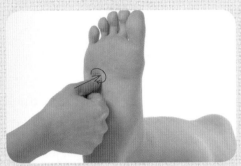

5 拇指按揉肝区（右足）2 分钟。

6 拇指按揉大脑区 2 分钟。

## 手部按摩

▶假性近视可选眼区、颈椎区、颈肩区、肝区（右手）。

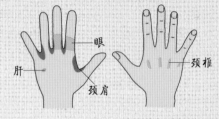

眼
肝
颈肩
颈椎

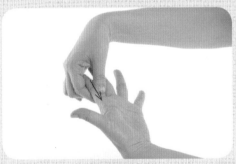

1 拇指向心方向推眼区 3 分钟。

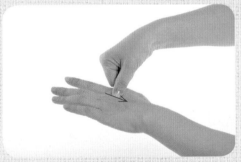

2 拇指向心方向推颈椎区 3 分钟。

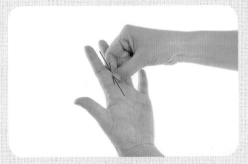

3 拇、示指捏颈肩区 2 分钟。

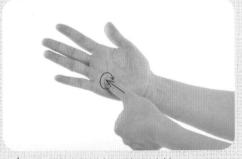

4 拇指按揉肝区（右手）2 分钟。

# 耳部按摩

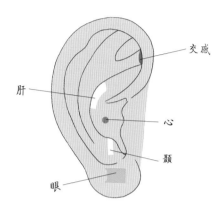
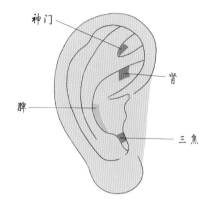

1 按揉眼区、心区、交感区、肝区、颞区各30～50次。亦可用按摩棒对各反射区进行按压。各反射区可反复交替使用，每日早、晚各1次，1个月为1个疗程。

2 捏揉神门区、肾区、脾区、三焦区各30～50次。亦可用按摩棒对各反射区进行按压。各反射区可反复交替使用，每日早、晚各1次，1个月为1个疗程。

## 小贴士

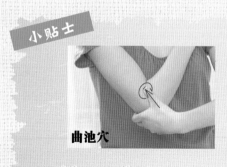

曲池穴

特效穴位：曲池穴。

穴位位置：屈肘时曲池穴位于肘横纹与肱骨外上髁连线中点。

按摩方法：拇指或示指点按曲池穴1～2分钟。以被按摩部位产生酸、麻、胀感觉为度。

## 风湿病

**19**

风湿病在中医学中称为痹症。在现代医学中,所谓的风湿病是包括将近一百多种结缔组织的疾病,如风湿热、类风湿关节炎、强直性脊柱炎、雷诺病、痛风等。

## 足部按摩

▶风湿病可选肾区、输尿管区、膀胱区、肾上腺区、上身淋巴结区、下身淋巴结区、肩关节区、髋关节区、膝关节区、肘关节区、脊柱区、甲状旁腺区、肝区(右足)、垂体区、太溪穴。

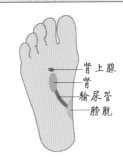

肾上腺
肾
输尿管
膀胱

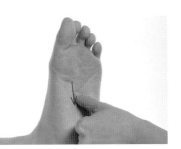

1 拇指向心方向推肾区 30 秒。

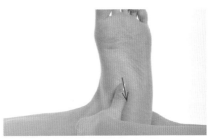

2 拇指向心方向推输尿管区 30 秒。

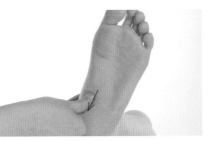

3 拇指向心方向推膀胱区 30 秒。

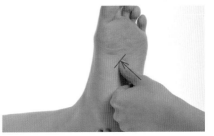

4 拇指点肾上腺区 30 秒。

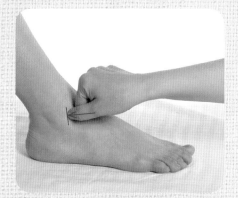

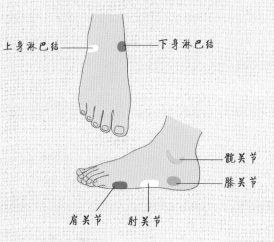

上身淋巴结　　下身淋巴结

髋关节
膝关节

肩关节　肘关节

5 拇指点上身淋巴结区30秒。

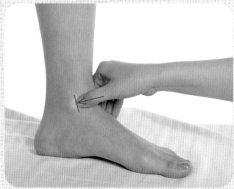

6 拇指点下身淋巴结区30秒。

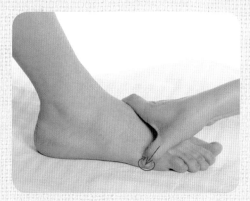

7 拇指按揉肩关节区30秒。

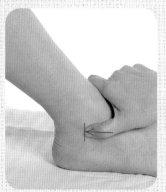

8 拇指点髋关节区30秒。

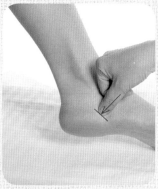

9 拇指点膝关节区30秒。

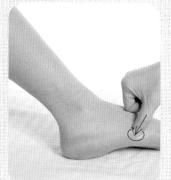

10 拇指按揉肘关节区30秒。

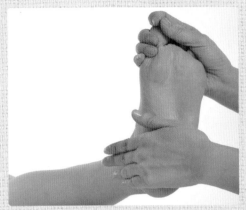

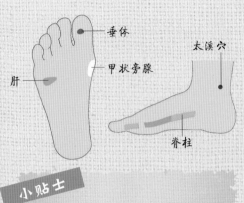

甲状旁腺

太溪穴

肝

脊柱

垂体

**小贴士**

脊椎区包括：颈椎区、胸椎区及腰椎区。

11 小鱼际擦脊柱区 30 秒。

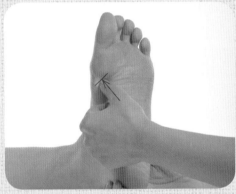

12 拇指点甲状旁腺区 30 秒。

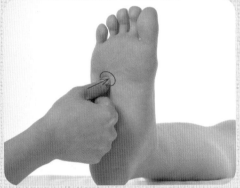

13 拇指按揉肝区（右足）30 秒。

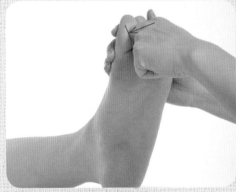

14 屈示指点垂体区 2 分钟。

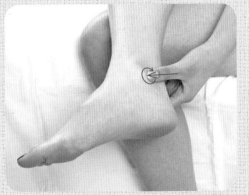

15 拇指按揉太溪穴 2 分钟。

# 手部按摩

▶ 风湿病可选垂体区、甲状腺区、肾上腺区、颈项区、肝区（右手）、颈椎区、胸椎区、骶骨区、前头点、横膈膜区。

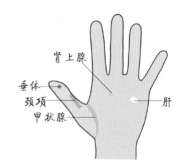

肾上腺
垂体
颈项
甲状腺
肝

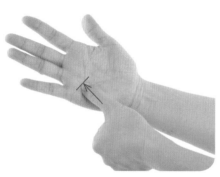

1 拇指点肝区（右手）30 秒。

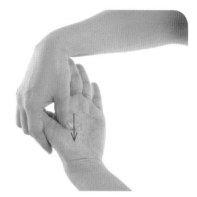

2 拇指向心方向推甲状腺区 30 秒。

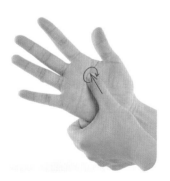

3 拇指按揉肾上腺区 30 秒。

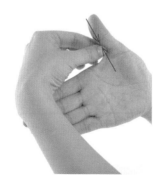

4 拇、示指捏颈项区 30 秒。

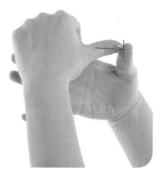

5 拇指按垂体区 30 秒。

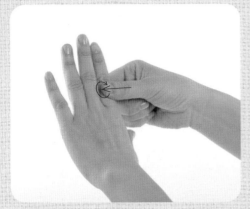
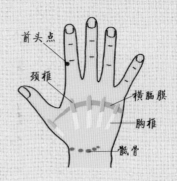

前头点
颈椎
横膈膜
胸椎
骶骨

6 拇指按揉前头点 30 秒。

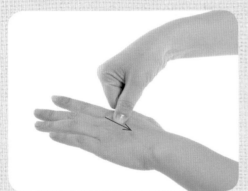

7 拇指向心方向推颈椎区 30 秒。

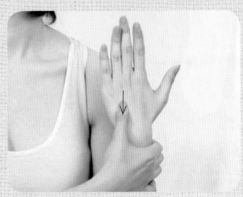

8 拇指向心方向推胸椎区 30 秒。

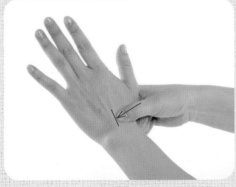

9 拇指点骶骨区 30 秒。

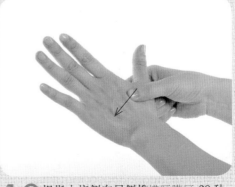

10 拇指由桡侧向尺侧推横膈膜区 30 秒。

# 耳部按摩

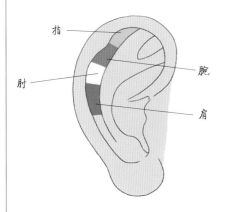

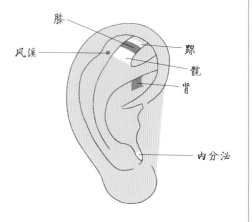

**1** 搓摩指区、腕区、肘区、肩区各 30 秒，以被按摩部位皮肤发热为度。

**2** 按压风溪、踝区、膝区、髋区、内分泌区、肾区各 30 秒，亦可用按摩棒对各反射区进行按压。各反射区可反复交替使用，每日早、晚各 1 次，1 个月为 1 个疗程。

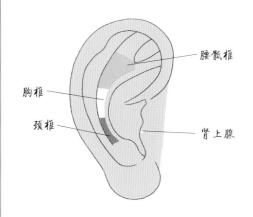

**3** 推颈椎区、胸椎区腰骶椎区各 30 秒。点掐肾上腺区 30 秒。

## 小贴士

1. 坚持进行手足耳按摩，能提高机体的免疫力，改善局部血液循环，配合药物治疗及锻炼，可有效控制病情发展。
2. 注意保暖，多休息。
3. 不宜多食寒冷食品。

# 面 瘫

**20**

面瘫又叫"面神经麻痹""面神经炎",中医称为"口眼歪斜"。是由于损伤了面神经传导通路的某一个部位而造成面部表情肌出现瘫痪。任何年龄均可以发生,多为一侧性。

## 足部按摩

▶面瘫可选肾区、肾上腺区、肺区、耳区、颈项区、下颌区、上颌区、颈部淋巴结区、眼区、大脑区。

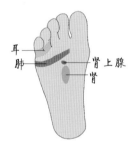

肺 耳
肾上腺
肾

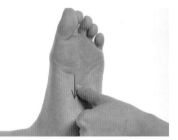

**1** 拇指向心方向推肾区2分钟。

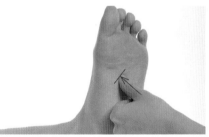

**2** 拇指点肾上腺区1分钟。

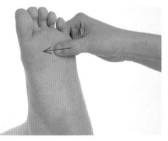

**3** 拇指从外侧向内侧推肺区2分钟。

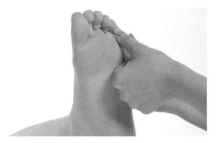

**4** 拇指从外侧向内侧推耳区2分钟。

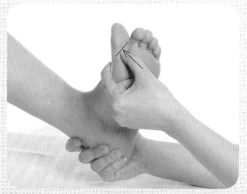

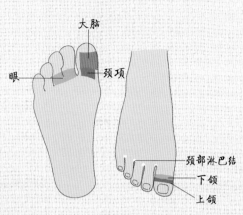

大脑
眼
颈项
颈部淋巴结
下颌
上颌

5 拇指点颈项区2分钟。

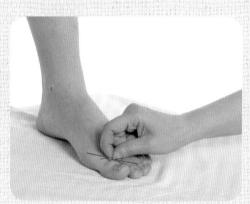

6 拇、示指捏下颌区2分钟。

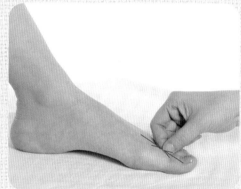

7 拇、示指捏上颌区2分钟。

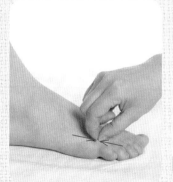

8 拇、示指拇指捏颈部淋巴结区2分钟。

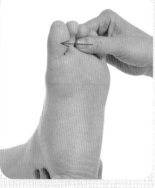

9 拇指从外侧向内侧推眼区2分钟。

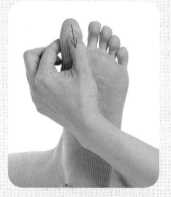

10 拇指向心方向推大脑区3分钟。

115

## 手部按摩

▶ 面瘫可选肾上腺区、肾区、大脑区、耳区、合谷穴、眼区、鼻区。

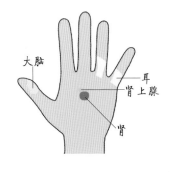

大脑
耳
肾上腺
肾

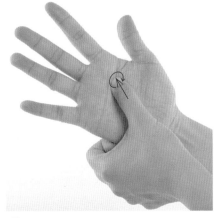

1 拇指按揉肾上腺区 2 分钟。

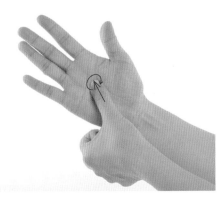

2 拇指按揉肾区 2 分钟。

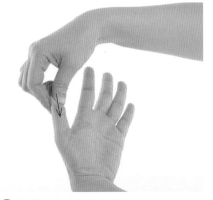

3 拇指向心方向推大脑区 3 分钟。

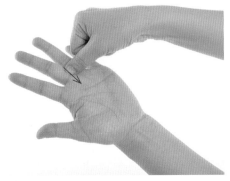

4 拇指向心方向推耳区 3 分钟。

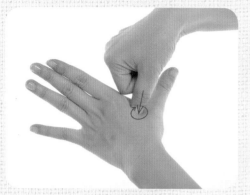
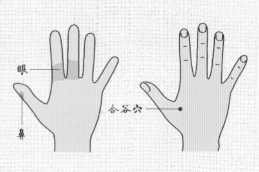

眼
鼻
合谷穴

5 拇指按揉合谷穴 2 分钟。

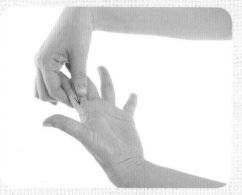
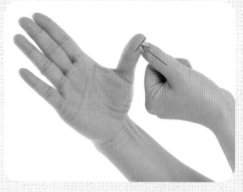

6 拇指向心方向推眼区 3 分钟。

7 拇指点鼻区 3 分钟。

## 小贴士

在面部等处用擦法时应根据患者的皮肤条件，掌握好适当的力度。如果皮肤过于干燥，可以采用一定的油性介质。且按摩疗法以患侧颜面部为主，健侧做辅助治疗。此外，面部保暖也非常重要。避免面部受风，受凉，可以减轻病情，对愈后很有帮助。

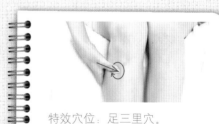

特效穴位：足三里穴。

穴位位置：足三里位于犊鼻穴下3寸，胫骨前嵴外一横指处。

按摩方法：拇指指腹按揉足三里穴1分钟，手法宜轻柔，至穴位部位皮肤发热止，每日1次。

## 耳部按摩

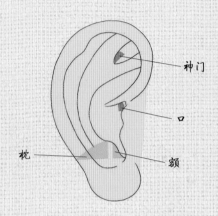

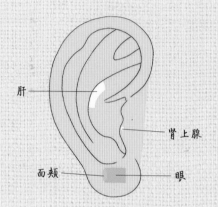

**1** 按揉额区、神门区、口区、枕区各30～50次。亦可用按摩棒对各反射区进行按压。各反射区可反复交替使用，每日早、晚各1次，直至病愈。

**2** 捏揉面颊区、眼区、肝区、肾上腺区各30～50次。亦可用按摩棒对各反射区进行按压。各反射区可反复交替使用，每日早、晚各1次，直至病愈。

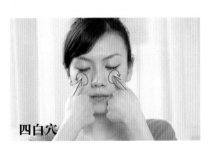

**四白穴**　　　　　　　　　**太阳穴**

特效穴位：四白穴、太阳穴。

穴位位置：四白穴位于面部，双眼平视时，瞳孔正中央下约2厘米处（或瞳孔直下，当眶下孔凹陷处）。太阳穴位于眉梢到耳之间约1/3处，用手触摸最凹陷处。

按摩方法：用双手拇指指腹分别按揉两侧四白穴、太阳穴。由轻到重，反复按揉穴位30次。

# 颈背痛

**21**

颈背痛是临床常见病、多发病，是以颈背部肌肉痉挛、强直、酸胀、疼痛为主要症状的病证。本病经过按摩治疗能够迅速改善症状，效果明显。

## 足部按摩

▶ 颈背痛可选肾区、颈项区、颈椎区、胸椎区、骶椎区、尾骨区。

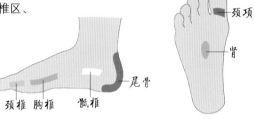

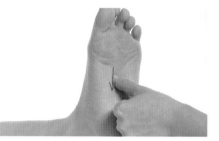

1 拇指向心方向推肾区3分钟。

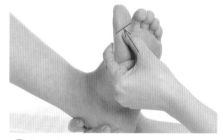

2 拇指点颈项区3分钟。

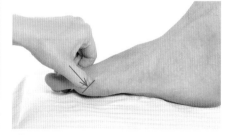

3 拇指点颈椎区3分钟。

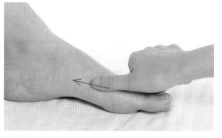

4 拇指向心方向推胸椎区2分钟。

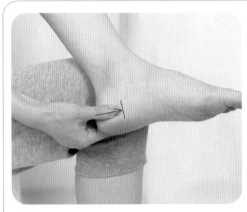

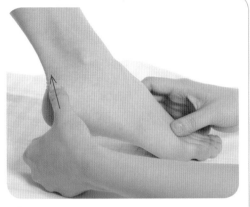

5 拇指按骶椎区2分钟。

6 拇指向心方向推尾骨区2分钟。

## 手部按摩

▶ 颈背痛可选肾区、肺区、斜方肌区、大脑区、颈项区、颈椎区、肩关节区、腰椎区、骶骨区、腰肌点。

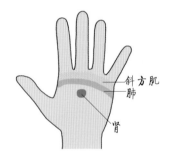

斜方肌
肺
肾

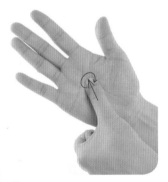

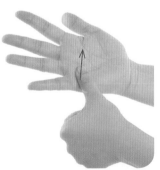

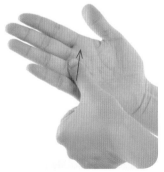

1 拇指按揉肾区2分钟。

2 拇指从外向内推肺区2分钟。

3 拇指从外向内推斜方肌区5分钟。

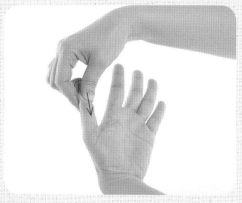

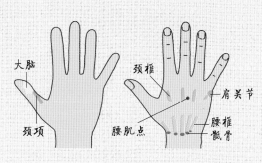

大脑

颈项

颈椎

肩关节

腰椎

骶骨

腰肌点

4 拇指向心方向推大脑区 3 分钟。

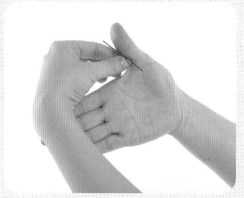

5 拇、示指捏颈项区 3 分钟。

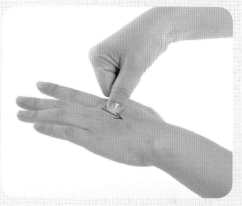

6 拇指向心方向推颈椎区 3 分钟。

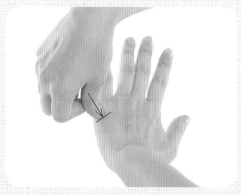

7 拇指按肩关节区 3 分钟。

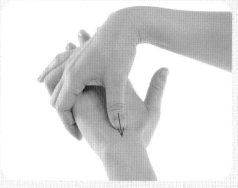

8 拇指向心方向推腰椎区 3 分钟。

121

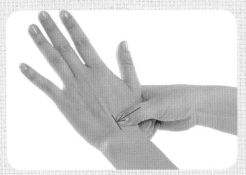

**9** 拇指按骶骨区 3 分钟。

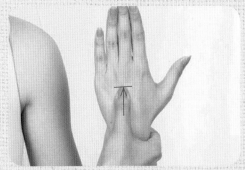

**10** 拇指按腰肌点 3 分钟。

## 耳部按摩

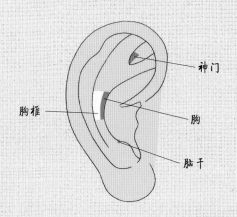

神门
胸椎
胸
脑干

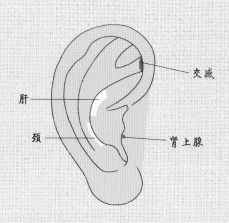

交感
肝
颈
肾上腺

**1** 揉按胸区、胸椎区、脑干区、神门区各 30 ~ 50 次。亦可用按摩棒对各反射区进行按压。各反射区可反复交替使用，每日早、晚各 1 次，1 个月为 1 个疗程。

**2** 捏揉交感区、颈区、肝区、肾上腺区各 30 ~ 50 次。亦可用按摩棒对各反射区进行按压。各反射区可反复交替使用，每日早、晚各 1 次，1 个月为 1 个疗程。

### 小贴士

1. 引起颈背痛的原因较多，需确定病因，有针对性地选取重点反射区进行治疗。
2. 可结合局部的按摩或拔罐等中医疗法，效果会更明显。
3. 避免感受风寒，尽量少负重，注意局部保暖并多休息。

# 颈椎病

**22**

颈椎病又称颈椎综合征，是中老年人的常见病、多发病，多见于伏案工作者，好发于30～60岁的人，男性多于女性。尽管治疗颈椎病的方法很多，但日前按摩方法仍是首选方法。

## 足部按摩

▶ 颈椎病可选肩关节区、肩胛骨区、斜方肌区、涌泉穴、颈项区、颈椎区。

斜方肌　颈项　涌泉穴　肩胛骨　肩关节

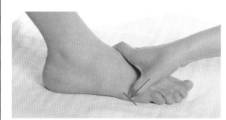

1 拇指按肩关节区3分钟。

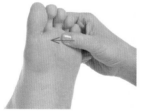

2 拇指从外侧向内侧推斜方肌区3分钟。

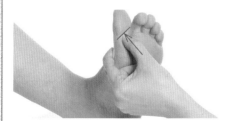

3 拇指点颈项区3分钟。

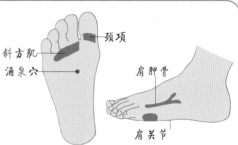

4 拇指向心方向推肩胛骨区5分钟。

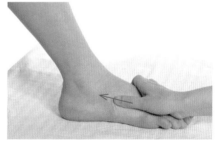

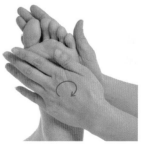

5 用手掌的小鱼际侧擦足底涌泉穴，以感觉透热为度。

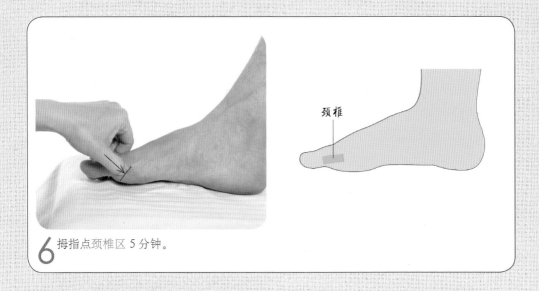

6 拇指点颈椎区 5 分钟。

## 手部按摩

▶ 颈椎病可选肺区、大脑区、颈项区、颈椎区、斜方肌区、颈肩区、合谷穴、内关穴。

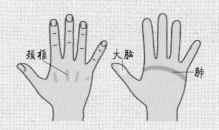

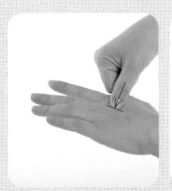

1 拇指点颈椎区 5 分钟。

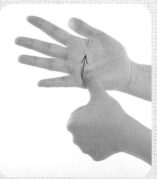

2 拇指从外侧向内侧推肺区 3 分钟。

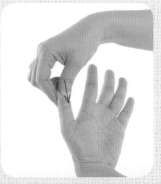

3 拇指向心方向推大脑区 3 分钟。

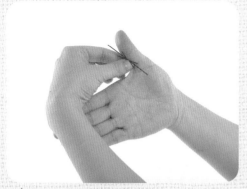

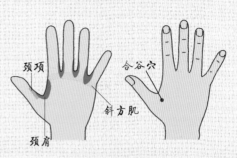

颈项

颈肩

合谷穴

斜方肌

**4** 拇、示指捏颈项区 5 分钟。

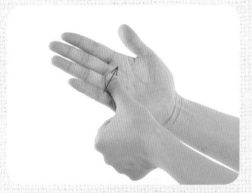

**5** 拇指由外侧向内侧推斜方肌区 3 分钟。

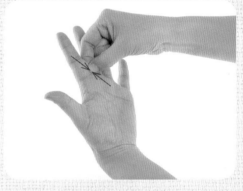

**6** 拇指、示指捏颈肩区 2 分钟。

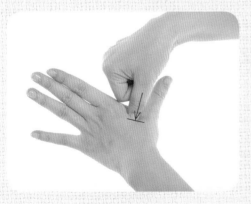

**7** 拇指按合谷穴 2 分钟。

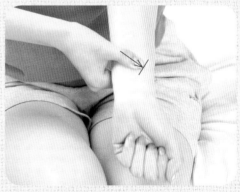

**8** 拇指按内关穴 2 分钟。

# 耳部按摩

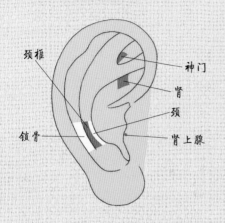
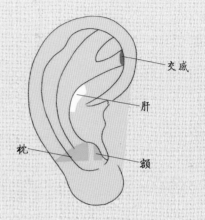

1 揉按颈区、颈椎区、锁骨区、神门区、肾区、肾上腺区各 30 ~ 50 次。亦可用按摩棒对各反射区进行按压。各反射区可反复交替使用，每日早、晚各 1 次，1 个月为 1 个疗程。

2 捏揉交感区、枕区、肝区、额区各 30 ~ 50 次。亦可用按摩棒对各反射区进行按压。各反射区可反复交替使用，每日早、晚各 1 次，1 个月为 1 个疗程。

## 小贴士

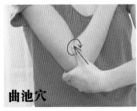

**曲池穴**

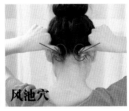

**风池穴**

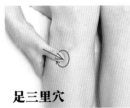

**足三里穴**

特效穴位：曲池穴、风池穴、足三里穴。

穴位位置：屈肘时曲池穴位于肘横纹与肱骨外上髁连线中点。风池穴位于项部，当枕骨之下，与风府穴相平，胸锁乳突肌与斜方肌上端之间的凹陷处。足三里位于犊鼻穴下3寸，胫骨前嵴外一横指处。

按摩方法：拇指或示指分别点按曲池穴、风池穴、足三里穴各1~2分钟。以被按摩部位产生酸、麻、胀感觉为度。

## 腰肌劳损

**23**

　　本病最突出的症状就是腰痛，是慢性腰腿痛中常见的疾病之一。多见于青壮年，外伤史不明显，常与职业和工作环境有关。对于本病的治疗，按摩常是首选疗法，效果很好。

## 足部按摩

▶ 腰肌劳损可选肾上腺区、肾区、腰椎区、骶椎区、肩胛区。

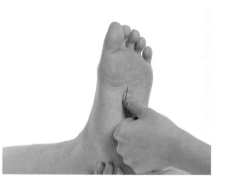

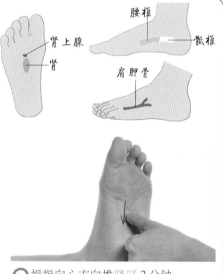

**1** 拇指向心方向推肾上腺区 2 分钟。

**2** 拇指向心方向推肾区 2 分钟。

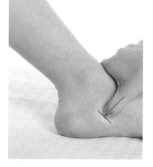

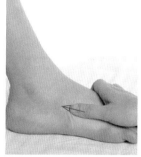

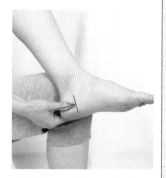

**3** 拇指按腰椎区 5 分钟。

**4** 拇指向心方向推肩胛骨区 3 分钟。

**5** 拇指按骶椎区 5 分钟。

## 手部按摩

▶ 腰肌劳损可选肾上腺区、肾区、肺区、肝区（右手）、上身淋巴结区、下身淋巴结区、胸腺淋巴结区、腹腔神经丛区、腰椎区、骶骨区、腰肌点。

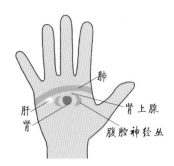

肺
肝
肾
肾上腺
腹腔神经丛

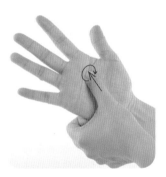

1 拇指按揉肾上腺区2分钟。

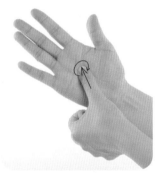

2 拇指按揉肾区2分钟。

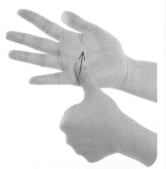

3 拇指从外侧向内侧推肺区2分钟。

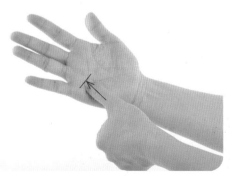

4 拇指点肝区（右手）2分钟。

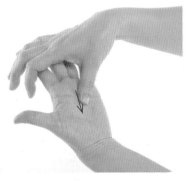

5 拇指向心方向推腹腔神经纵区2分钟。

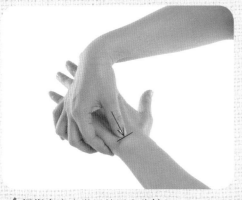

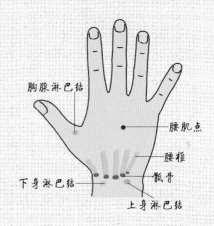

胸腺淋巴结

腰肌点

腰椎

骶骨

下身淋巴结

上身淋巴结

6 拇指点上身淋巴结区2分钟。

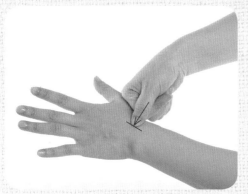

7 拇指点下身淋巴结区2分钟。

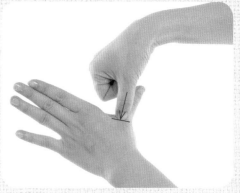

8 拇指点胸腺淋巴结区2分钟。

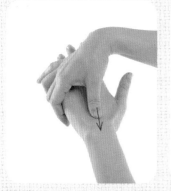

9 拇指向心方向推腰椎区2分钟。

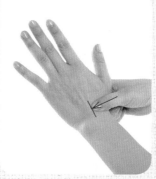

10 拇指点骶骨区2分钟。

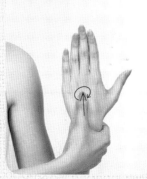

11 拇指按揉腰肌点2分钟。

129

# 耳部按摩

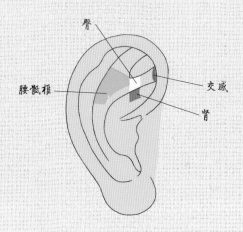

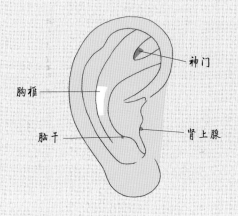

1 按揉腰骶椎区、臀区、肾区、交感区各30～50次。亦可用按摩棒对各反射区进行按压。各反射区可反复交替使用,每日早、晚各1次,直至病情痊愈。

2 捏揉脑干区、神门区、胸椎区、肾上腺区各30～50次。亦可用按摩棒对各反射区进行按压。各反射区可反复交替使用,每日早、晚各1次,直至病情痊愈。

## 小贴士

**肾俞穴**

**腰阳关穴**

特效穴位:肾俞穴、腰阳关穴。

穴位位置:肾俞穴位于第二腰椎棘突下,旁开1.5寸。腰阳关穴位于身体后正中线上,第四腰椎棘突下凹陷中。

按摩方法:拇指分别按肾俞穴、腰阳关穴各3～5分钟,以被按摩部位产生酸、麻、胀感觉为度。

# 足跟痛

**24**

足跟痛又称跟痛症，是指病人足跟底部在站立或行走时疼痛。以中老年居多，体形肥胖的妇女易患此症。足跟痛发生的主要病因为跟骨骨刺、足跟部脂肪垫损伤、筋膜疲劳、跟骨下滑膜炎等。

## 足部按摩

▶足跟痛可选肾上腺区、生殖腺区、肾区、膝关节区、髋关节区、下身淋巴结区、昆仑穴、太溪穴、解溪穴、太冲穴。

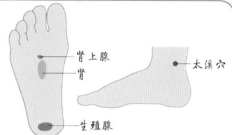

肾上腺
肾
太溪穴
生殖腺

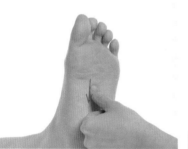

1 拇指向心方向推肾上腺区 2 分钟。

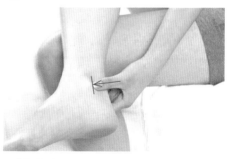

3 拇指按生殖腺区 2 分钟。

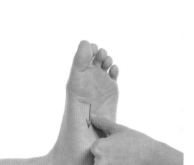

2 拇指向心方向推肾区 2 分钟。

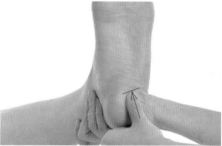

4 拇指按太溪穴 2 分钟。

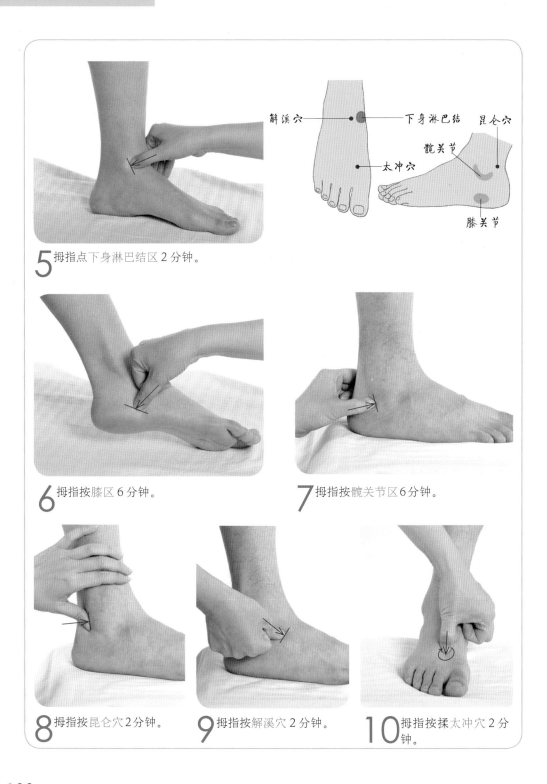

解溪穴　下身淋巴结　昆仑穴
髋关节
太冲穴
膝关节

5 拇指点下身淋巴结区2分钟。

6 拇指按膝区6分钟。

7 拇指按髋关节区6分钟。

8 拇指按昆仑穴2分钟。

9 拇指按解溪穴2分钟。

10 拇指按揉太冲穴2分钟。

132

# 手部按摩

▶ 足跟痛可选肾上腺区、肾区、膝关节区、髋关节区、下身淋巴结区、合谷穴。

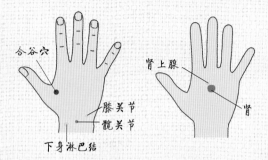

合谷穴
膝关节
髋关节
下身淋巴结
肾上腺
肾

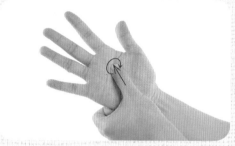

1 拇指按揉肾上腺区 3 分钟。

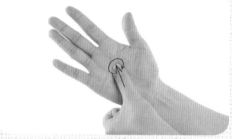

2 拇指按揉肾区 3 分钟。

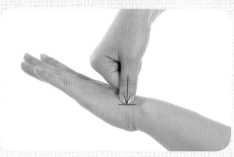

3 拇指按膝关节区 5 分钟。

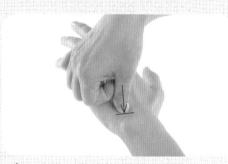

4 拇指按髋关节区 5 分钟。

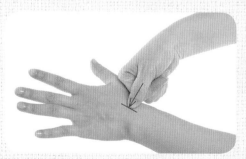

5 拇指点下身淋巴结区 3 分钟。

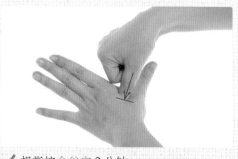

6 拇指按合谷穴 2 分钟。

# 耳部按摩

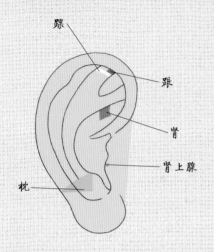

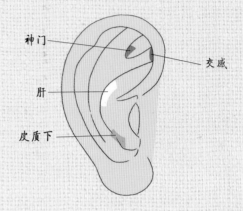

**1** 按揉跟区、踝区、肾区、枕区、肾上腺区各30～50次。亦可用按摩棒对各反射区进行按压。各反射区可反复交替使用，每日早、晚各1次，1个月为1个疗程。

**2** 捏揉神门区、皮质下区、肝区、交感区各30～50次。亦可用按摩棒对各反射区进行按压。各反射区可反复交替使用，每日早、晚各1次，1个月为1个疗程。

小贴士

1. 尽量穿软底鞋，且鞋底不能太薄。

2. 坚持运用手足耳按摩法，能改善足跟部的血液循环，具有良好的治疗效果。

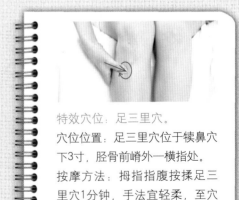

特效穴位：足三里穴。

穴位位置：足三里穴位于犊鼻穴下3寸，胫骨前嵴外一横指处。

按摩方法：拇指指腹按揉足三里穴1分钟，手法宜轻柔，至穴位部位皮肤发热止，每日1次。

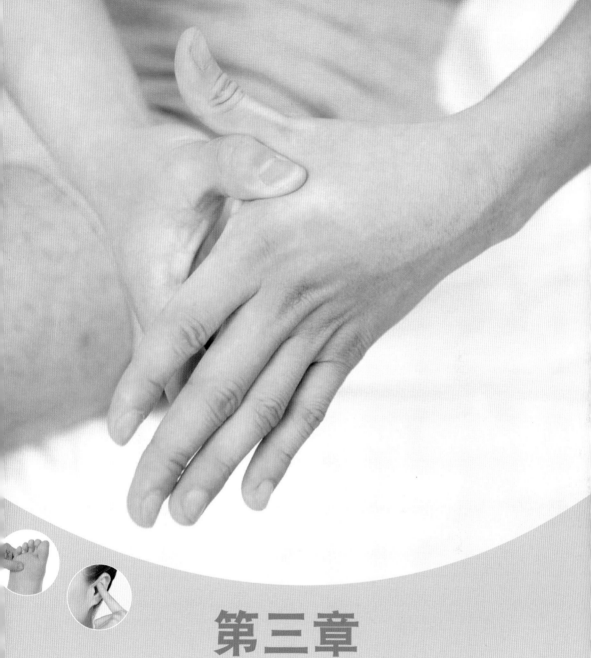

# 第三章
## 对症按摩治疗中老年疾病
Duizheng Anmo Zhiliao Zhonglaonian Jibing

# 高血压

**01**

成年人正常血压为收缩压≤140mmHg（1mmHg=133.322Pa），舒张压≤90mmHg。若收缩压≥160mmHg及/或舒张压≥95mmHg者，则称为高血压。

## 足部按摩

▶高血压可选肾上腺区、肾区、大脑区、耳区、垂体区、内耳迷路区、心区（左足）、行间穴。

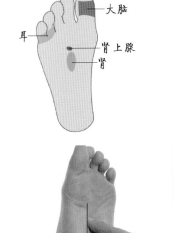

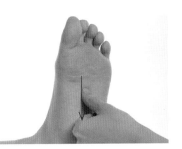

1 拇指向心方向推肾上腺区2分钟。

2 拇指向心方向推肾区2分钟。

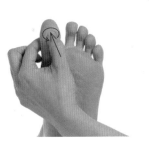

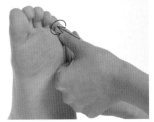

3 拇指按揉大脑区3分钟。

4 拇指按揉耳区3分钟。

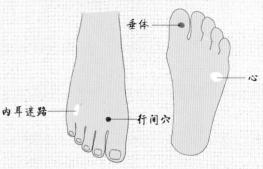

垂体

内耳迷路

行间穴

心

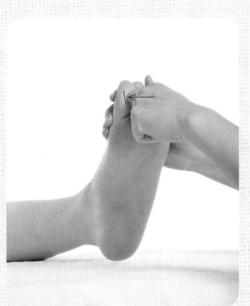

5 屈示指点垂体区 3 分钟。

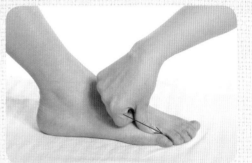

6 拇指逆心方向推内耳迷路 2 分钟。

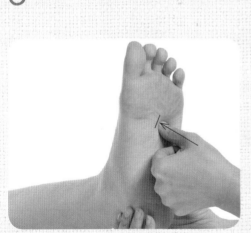

7 拇指按心区（左足）3 分钟。

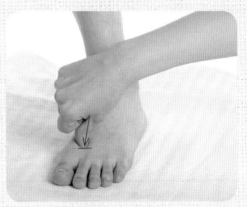

8 拇指指尖按行间穴 3 分钟。

## 手部按摩

▶高血压可选腹腔神经丛区、肝区（右手）、垂体区、血压区、心区（左手）、脾区（左手）、肾区、膀胱区、肾上腺区、输尿管区、肺区、大脑区、颈项区、甲状腺区、合谷穴、劳宫穴。

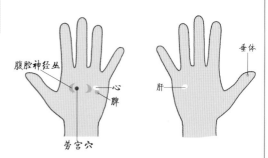

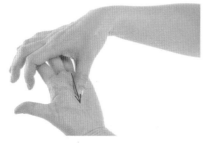

1 拇指向心方向推腹腔神经丛区 2 分钟。

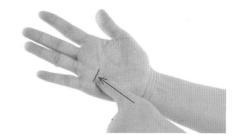

2 拇指点肝区（右手）2 分钟。

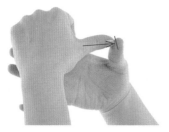

3 拇指点垂体区 2 分钟。

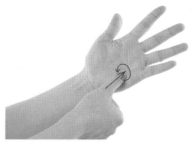

4 拇指按揉脾区（左手）2 分钟。

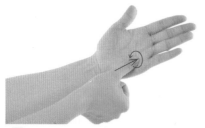

5 拇指按揉心区（左手）3 分钟。

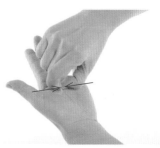

6 拇、示指捏劳宫穴 2 分钟。

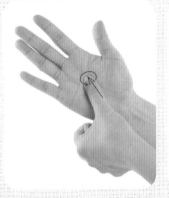

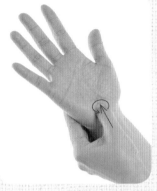

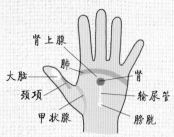

肾上腺
肺
大脑
颈项
肾
输尿管
甲状腺
膀胱

7 拇指按揉肾区3分钟。

8 拇指按揉膀胱区3分钟。

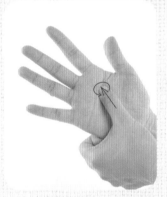

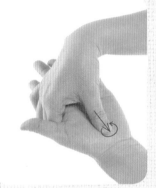

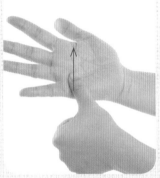

9 拇指按揉肾上腺区3分钟。

10 拇指按揉输尿管区3分钟。

11 拇指从外侧向内侧推肺区2分钟。

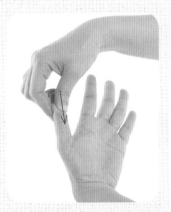

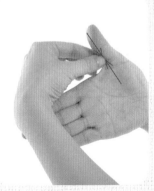

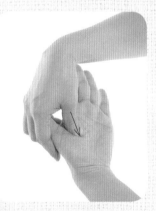

12 拇指向心方向推大脑区2分钟。

13 拇、示指捏颈项区2分钟。

14 拇指向心方向推甲状腺区2分钟。

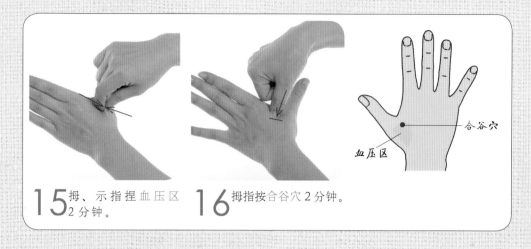

15 拇、示指捏血压区2分钟。

16 拇指按合谷穴2分钟。

## 耳部按摩

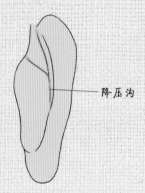

降压沟

1 按揉降压沟，亦可对降压沟采取搓擦法进行按摩30～50次。每日早、晚各1次，1个月为1个疗程。

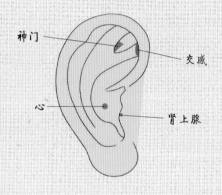

神门
交感
心
肾上腺

2 按揉心区、交感区、肾上腺区、神门区各30～50次。亦可用按摩棒对各反射区进行按压。各反射区可反复交替使用，每日早、晚各1次，1个月为1个疗程。

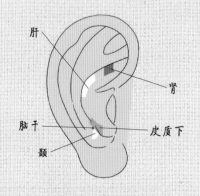

肝
肾
脑干
皮质下
颞

3 捏揉皮质下区、颞区、脑干区、肾区、肝区各30～50次。亦可用按摩棒对各反射区进行按压。各反射区可反复交替使用，每日早、晚各1次，1个月为1个疗程。

# 高脂血症

**02**

　　高脂血症，是指脂肪代谢或运转异常使血浆内一种或多种脂质高于正常水平。高脂血症一般以测定血浆胆固醇和甘油三酯含量为诊断依据。可表现为头痛、眩晕、四肢麻木、胸部闷痛、气促心悸等症状。

## 足部按摩

▶ 高脂血症可选肾上腺区、肾区、输尿管区、膀胱区、大脑区、心区（左足）、颈项区、脾区（左足）、甲状旁腺区、胰腺区、甲状腺区、胃区。

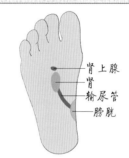

肾上腺
肾
输尿管
膀胱

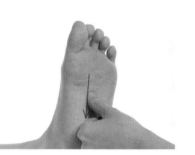

**1** 拇指向心方向推肾上腺区3分钟。

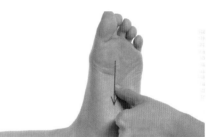

**2** 拇指向心方向推肾区3分钟。

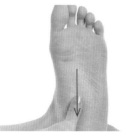

**3** 拇指向心方向推输尿管区3分钟。

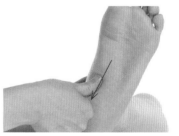

**4** 拇指向心方向推膀胱区3分钟。

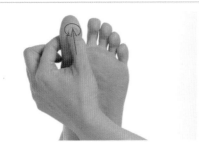

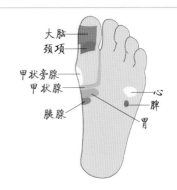

大脑
颈项
甲状旁腺
甲状腺
胰腺
心
脾
胃

5 拇指按揉大脑区 1 分钟。

6 拇指按揉颈项区 1 分钟。

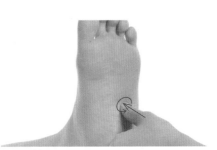

7 拇指按揉心区（左足）1 分钟。

8 拇指点甲状旁腺区 1 分钟。

9 拇指按揉脾区（左足）5 分钟。

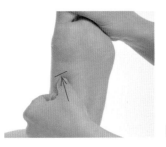

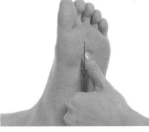

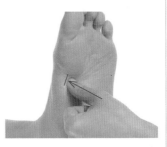

10 拇指点胰腺区 1 分钟。

11 拇指自下向上推按甲状腺区 5 分钟。

12 拇指点胃区 1 分钟。

# 手部按摩

▶高脂血症可选肾区、膀胱区、肺区、脾区（左手）、胃区、大肠区、三焦点、胸区、合谷穴、内关穴、外关穴。

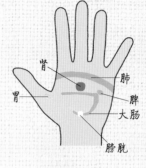

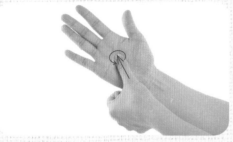

1 拇指按揉肾区 2 分钟。

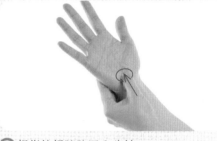

2 拇指按揉膀胱区 2 分钟。

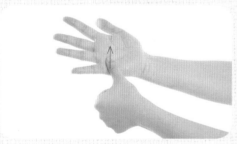

3 拇指从外侧向内侧推肺区 20 次。

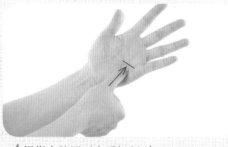

4 拇指点脾区（左手）20 次。

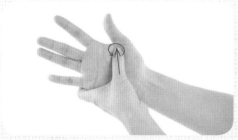

5 拇指按揉胃区 20 次。

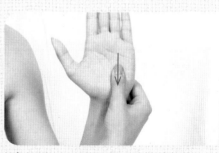

6 拇指向心方向推大肠区 20 次。

143

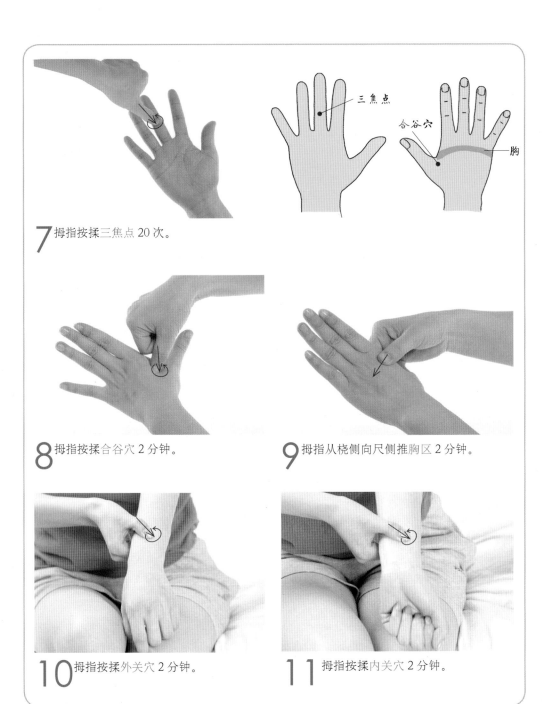

7 拇指按揉三焦点 20 次。

三焦点

合谷穴

胸

8 拇指按揉合谷穴 2 分钟。

9 拇指从桡侧向尺侧推胸区 2 分钟。

10 拇指按揉外关穴 2 分钟。

11 拇指按揉内关穴 2 分钟。

# 耳部按摩

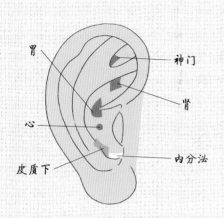

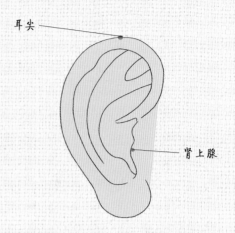

1 按压或按揉内分泌区、肾区、心区、神门区、胃区、皮质下区各 3 分钟。亦可用按摩棒对各反射区进行按压。各反射区可反复交替使用，每日早、晚各 1 次，1 个月为 1 个疗程。

2 掐耳尖、肾上腺区各 2 分钟。各反射区可反复交替使用，每日早、晚各 1 次，1 个月为 1 个疗程。

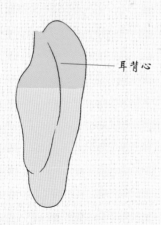

3 拇指按耳背心 2 分钟。

## 小贴士

1. 控制饮食是治疗本病的关键。
2. 常吃具有降脂功效的食物，如玉米、香菇、山楂等。
3. 少食或不食高糖、高脂食物。
4. 多运动，尤其是有氧运动，以增加脂肪消耗量。

## 糖尿病

**03**

糖尿病是一种全身性疾病，中医称之为"消渴"。消渴病是以多饮、多食、多尿、身体消瘦，或者尿浊、尿有甜味为特征的一种疾病。

## 足部按摩

▶ 糖尿病可选肾上腺区、肾区、输尿管区、膀胱区、胃区、十二指肠区、胰腺区、三阴交穴。

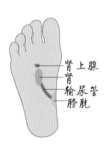

肾上腺
肾
输尿管
膀胱

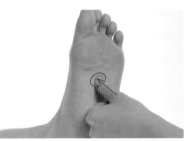

**1** 拇指按揉肾上腺区 2 分钟。

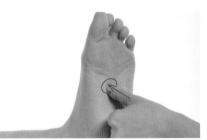

**2** 拇指按揉肾区 2 分钟。

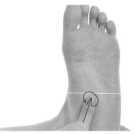

**3** 拇指按揉输尿管区 2 分钟。

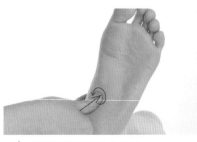

**4** 拇指按揉膀胱区 2 分钟。

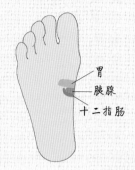

胃
胰腺
十二指肠

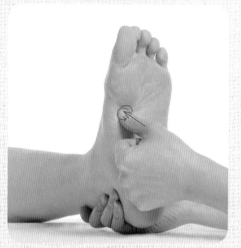

5 拇指按揉胃区 4 分钟。

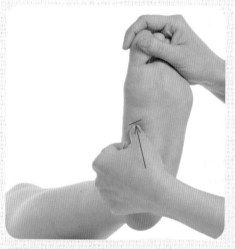

7 拇指按胰腺区 6 分钟。

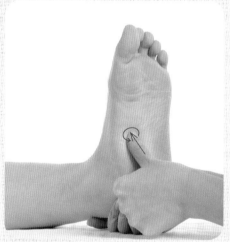

6 拇指按揉十二指肠区 4 分钟。

小贴士

三阴交位于小腿内侧，当足内踝尖上3寸，胫骨内侧缘后方。

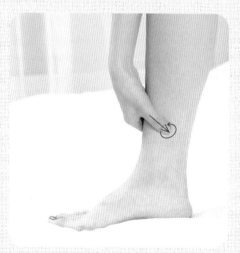

8 拇指指腹按揉三阴交穴 3 分钟。

## 手部按摩

▶ 糖尿病可选肾区、肾上腺区、垂体区、胃区、胰腺区、十二指肠区、胃脾大肠区、大肠区、小肠区、肺区、腹腔神经丛区、内关穴。

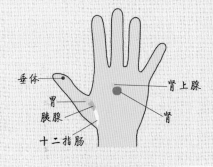

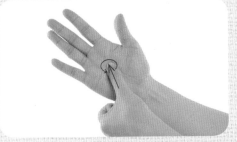

1 拇指按揉肾区3分钟。

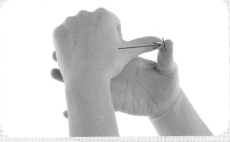

2 拇指点垂体区2分钟。

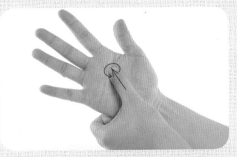

3 拇指按揉肾上腺区3分钟。

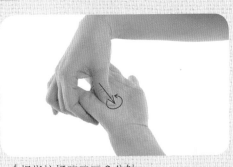

4 拇指按揉胰腺区2分钟。

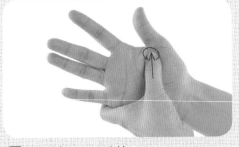

5 拇指按揉胃区2分钟。

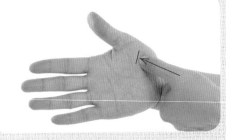

6 拇指点十二指肠区各3分钟。

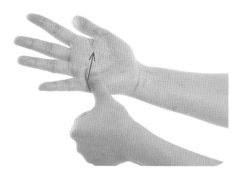

肺

胃脾大肠

腹腔神经丛

大肠

小肠

7 拇指从外侧向内侧推肺区 2 分钟。

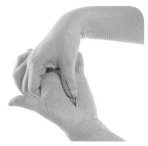

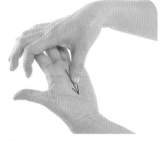

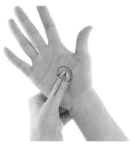

8 拇指向心方向推小肠区 2 分钟。

9 拇指向心方向推腹腔神经丛区 2 分钟。

10 拇指按揉胃脾大肠区 2 分钟。

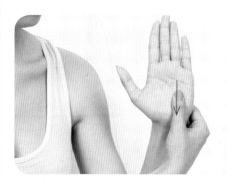

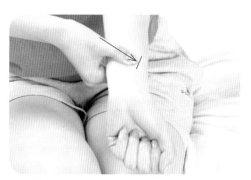

11 拇指向心方向推大肠区 3 分钟。

12 拇指按内关穴 2 分钟。

## 耳部按摩

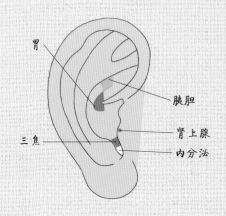

胃
胰胆
三焦
肾上腺
内分泌

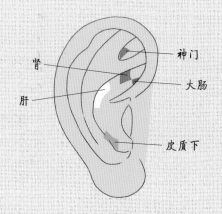

肾
肝
神门
大肠
皮质下

**1** 按揉胰胆区、内分泌区、胃区、肾上腺区、三焦区各 30 ～ 50 次。亦可用按摩棒对各反射区进行按压。各反射区可反复交替使用，每日早、晚各 1 次，1 个月为 1 个疗程。

**2** 捏揉皮质下区、神门区、肝区、大肠区、肾区各 30 ～ 50 次。亦可用按摩棒对各反射区进行按压。各反射区可反复交替使用，每日早、晚各 1 次，1 个月为 1 个疗程。

### 小贴士

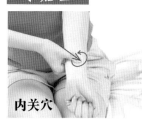

内关穴

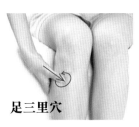

足三里穴

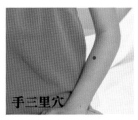

手三里穴

**特效穴位：**内关穴、足三里穴、手三里穴。

**穴位位置：**内关穴位于前臂掌侧，腕横纹上2寸，当掌长肌腱与桡侧腕屈肌腱之间。足三里穴位于犊鼻穴下3寸，胫骨前嵴外一横指处。手三里穴位于前臂背面桡侧，当阳溪与曲池连线上，肘横纹下2寸。

**按摩方法：**拇指指腹分别按揉内关穴、足三里穴、手三里穴各1分钟，手法宜轻柔，至穴位部位皮肤发热止，每日1次。

# 冠心病

**04**

冠心病又称"缺血性心脏病"，全称叫"冠状动脉粥样硬化性心脏病"。按摩疗法对缓解冠心病症状、预防其发生有积极的作用。

## 足部按摩

▶冠心病可选肾上腺区、肾区、胃区、十二指肠区、心区（左足）、三阴交穴。

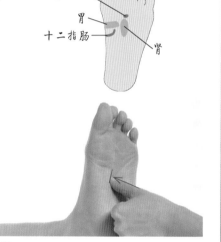

肾上腺
胃
十二指肠
肾

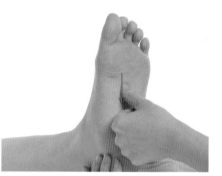

1 拇指向心方向推肾上腺区2分钟。

2 拇指点肾区2分钟。

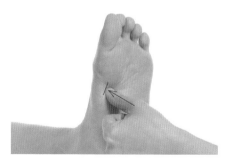

3 拇指点胃区2分钟。

4 拇指按十二指肠区2分钟。

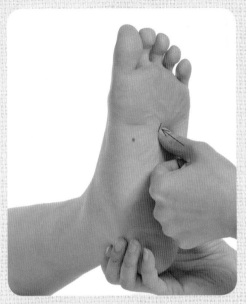

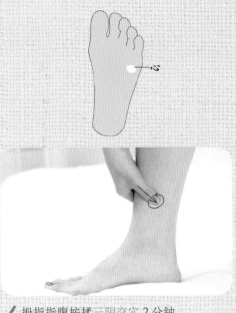

5 拇指按心区（左足）2分钟。

6 拇指指腹按揉三阴交穴2分钟。

## 手部按摩

▶ 冠心病可选膀胱区、肺区、胸腔呼吸器官区、胸椎区、心区（左手）、内关穴、神门穴、劳宫穴。

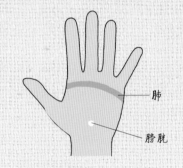

肺

膀胱

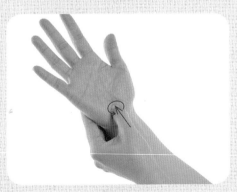

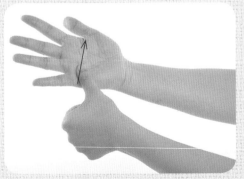

1 拇指按揉膀胱区2分钟。

2 拇指从外侧向内侧推肺区3分钟。

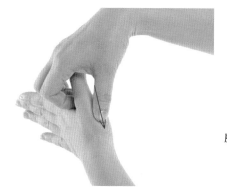
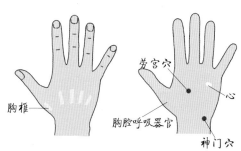

劳宫穴
心
胸椎
胸腔呼吸器官
神门穴

**3** 拇指向心方向推胸腔呼吸器官区3分钟。

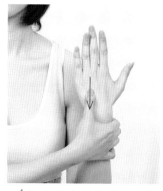
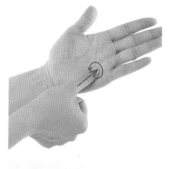
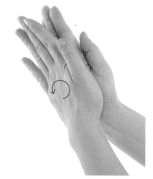

**4** 拇指向心方向推胸椎区3分钟。

**5** 拇指按揉心区（左手）5分钟。

**6** 双手对擦手掌1分钟。

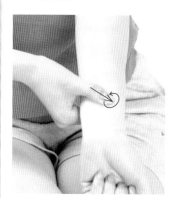
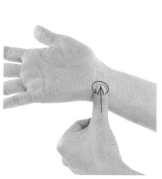
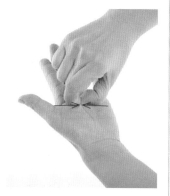

**7** 拇指按揉内关穴2分钟。

**8** 拇指按揉神门穴2分钟。

**9** 拇、示指捏劳宫穴2分钟。

# 耳部按摩

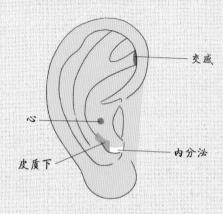

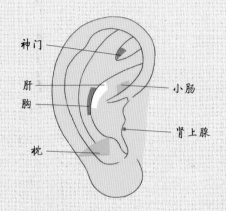

**1** 按揉心区、交感区、皮质下区、内分泌区各 30 ~ 50 次。亦可用按摩棒对各反射区进行按压。各反射区可反复交替使用，每日早、晚各 1 次，1 个月为 1 个疗程。

**2** 捏揉胸区、枕区、神门区、小肠区、肝区、肾上腺区各 30 ~ 50 次。亦可用按摩棒对各反射区进行按压。各反射区可反复交替使用，每日早、晚各 1 次，1 个月为 1 个疗程。

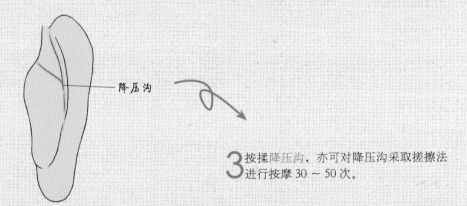

**3** 按揉降压沟，亦可对降压沟采取搓擦法进行按摩 30 ~ 50 次。

## 小贴士

1. 手足耳按摩虽然可以改善心肌缺血、缺氧状态，但是对病情较严重的患者，应以药物治疗为主，按摩为辅。

2. 日常生活中应保持心情愉快，保证充足睡眠，避免剧烈运动。

3. 饮食宜清淡、低脂，少食肥甘厚味的食物，忌烟酒。

4. 应关注自己的血压、血脂、血糖等，及时发现并改善血压、血脂、血糖的异常。

# 肩周炎

**05**

肩周炎即肩关节周围炎，又叫"五十肩""肩痹"等，是指肩关节及其周围的肌腱、韧带等软组织的急慢性损伤或退行性病变，导致肩部疼痛和功能障碍为主症的一种疾病。

## 足部按摩

▶ 肩周炎可选肩关节区、肩胛骨区、隐白穴、上身淋巴结区、斜方肌区、颈椎区、至阴穴。

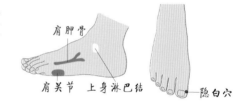

肩胛骨
肩关节　上身淋巴结
隐白穴

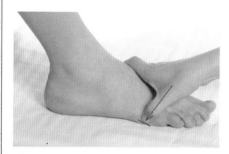

1 拇指点肩关节区 5 分钟。

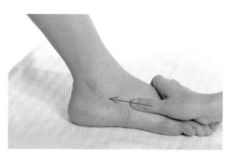

2 拇指向心方向推肩胛骨区 5 分钟。

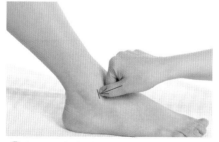

3 拇指点上身淋巴结区 3 分钟。

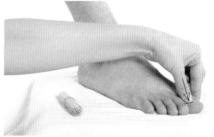

4 拇指点隐白穴 3 分钟。

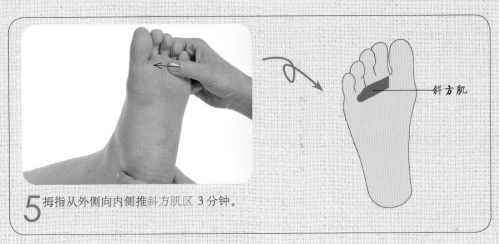

5 拇指从外侧向内侧推斜方肌区 3 分钟。

斜方肌

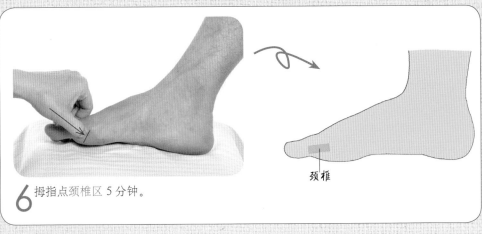

6 拇指点颈椎区 5 分钟。

颈椎

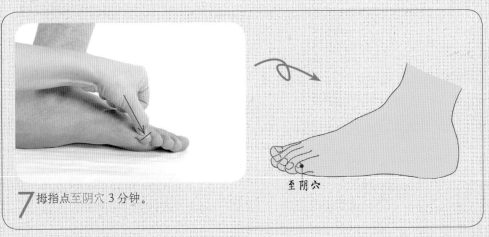

7 拇指点至阴穴 3 分钟。

至阴穴

# 手部按摩

▶ 肩周炎可选肾区、膀胱区、肩关节区、
颈肩区、颈项区、垂体区。

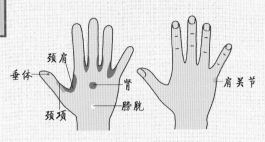

颈肩
垂体
肾
膀胱
颈项
肩关节

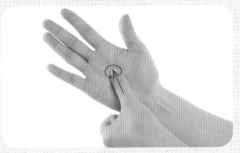

1 拇指按揉肾区 2 分钟。

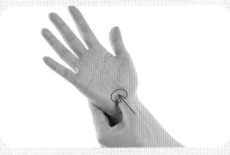

2 拇指按揉膀胱区 2 分钟。

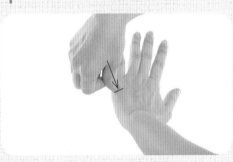

3 拇指点肩关节区 5 分钟。

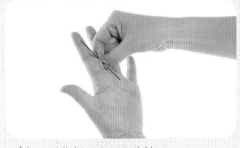

4 拇、示指捏颈肩区 2 分钟。

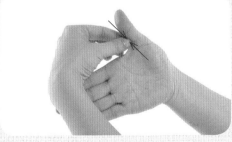

5 拇、示指捏颈项区 2 分钟。

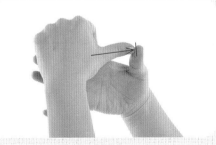

6 拇指按垂体区 2 分钟。

# 耳部按摩

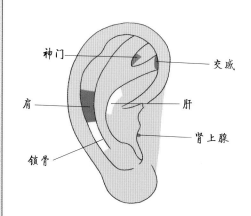

神门
交感
肩
肝
锁骨
肾上腺

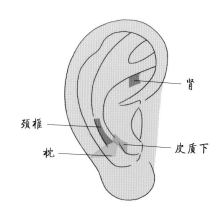

肾
颈椎
枕
皮质下

**1** 揉按肩区、锁骨区、交感区、肝区、神门区、肾上腺区各 30 ~ 50 次。亦可用按摩棒对各反射区进行按压。各反射区可反复交替使用，每日早、晚各 1 次，1 个月为 1 个疗程。

**2** 捏揉皮质下区、枕区、颈椎区、肾区各 30 ~ 50 次。亦可用按摩棒对各反射区进行按压。各反射区可反复交替使用，每日早、晚各 1 次，1 个月为 1 个疗程。

## 小贴士

除坚持运用手足耳按摩法进行治疗外，还可配合肩关节功能锻炼，能加强疗效，缩短病程，起到事半功倍的效果。

1.爬墙运动：患者面对墙壁，双手沿墙壁慢慢向上爬行，使上臂尽量高举，然后再缓缓下落，放回原处。如此反复进行。

2.甩手运动：甩动上臂，使肩关节做前后活动。

3.体后拉手：双手向后，在背部拉手，渐渐向上运动，尽量抬高，然后恢复原位，反复进行。

# 骨质疏松症

**06**

骨质疏松症是以慢性腰背疼痛、身长缩短、驼背、甚则畸形、呼吸功能下降为主要表现的一种全身性骨量减少性疾病。即使是轻微的创伤或无外伤的情况下也易发生骨折。

## 足部按摩

▶ 骨质疏松症可选脾区（左足）、肝区（右足）、肾区、生殖腺区、大脑区、甲状腺区。

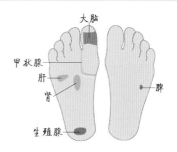

大脑
甲状腺
肝
肾
脾
生殖腺

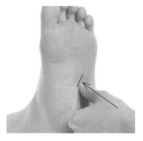

1 拇指按脾区（左足）3分钟。

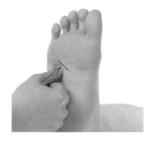

2 拇指按肝区（右足）5分钟。

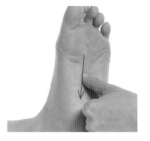

3 拇指向心方向推肾区2分钟。

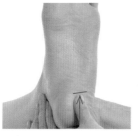

4 拇指按生殖腺区3分钟。

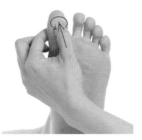

5 拇指按揉大脑区，每次10秒，反复3次。

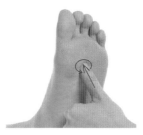

6 拇指按揉甲状腺区3分钟。

## 手部按摩

▶骨质疏松症可选肾区、肝区（右手）、肾上腺区、腰椎区、输尿管、骶骨区、膀胱区、垂体区、尾骨区。

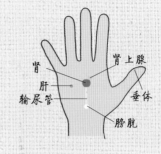

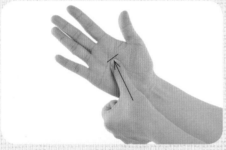

1 拇指按肾区 3 分钟。

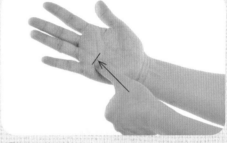

2 拇指按肝区(右手)1 分钟。

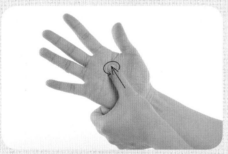

3 拇指按揉肾上腺区 2 分钟。

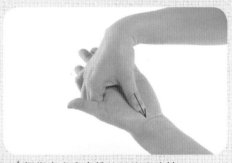

4 拇指向心方向推输尿管 2 分钟。

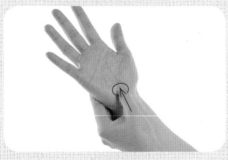

5 拇指按揉膀胱区 2 分钟。

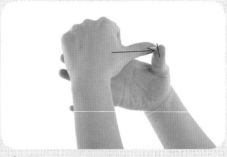

6 拇指按垂体区 2 分钟。

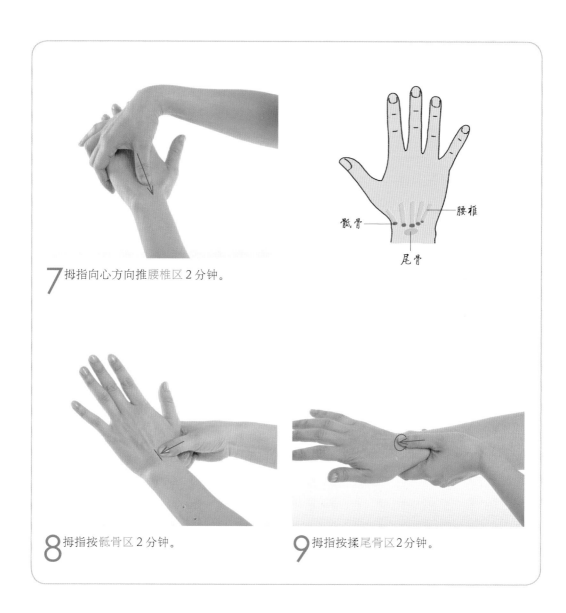

腰椎

骶骨

尾骨

7 拇指向心方向推腰椎区2分钟。

8 拇指按骶骨区2分钟。

9 拇指按揉尾骨区2分钟。

# 耳部按摩

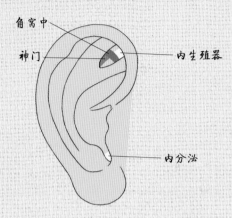

角窝中
神门
内生殖器
内分泌

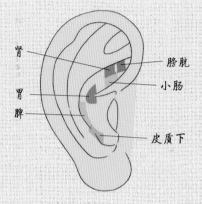

肾
胃
脾
膀胱
小肠
皮质下

**1** 按揉内生殖器区、内分泌区、角窝中区、神门区各30～50次。亦可用按摩棒对各反射区进行按压。各反射区可反复交替使用，每日早、晚各1次，1个月为1个疗程。

**2** 捏揉皮质下区、胃区、脾区、小肠区、肾区、膀胱区各30～50次。亦可用按摩棒对各反射区进行按压。各反射区可反复交替使用，每日早、晚各1次，1个月为1个疗程。

## 小贴士

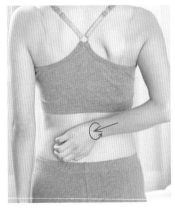

用手掌根部按揉腰部5分钟。

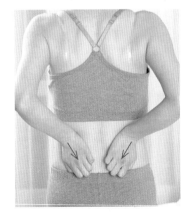

用两手掌分推腰骶部2分钟。

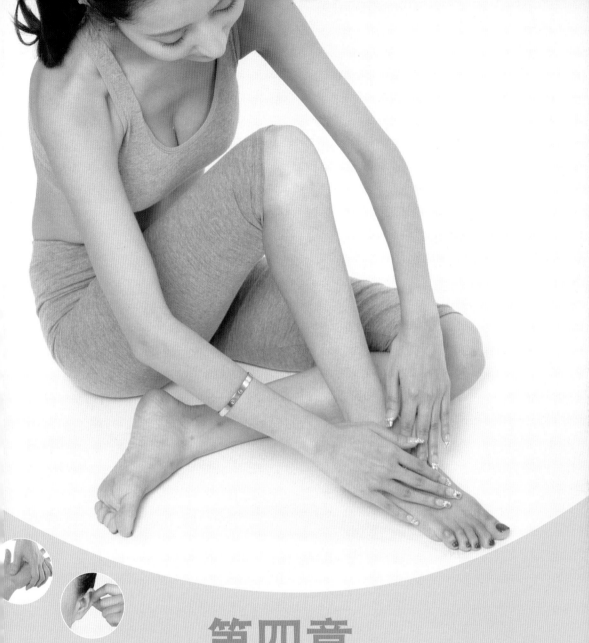

# 第四章
## 对症按摩治疗女性病
**Duizheng Anmo Zhiliao Nvxingbing**

# 月经不调

01

月经不调是指女性月经的周期、经期、经色、经质等发生异常并伴有其他症状的一种疾病。包括月经先期、月经后期、月经先后不定期、月经量过少、月经量过多等症。

## 足部按摩

▶月经不调可选肾上腺区、肾区、脾区（左足）、肝区（右足）、生殖腺区、垂体区、子宫区、三阴交穴、太溪穴、太冲穴。

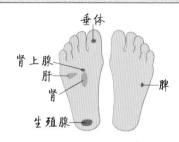

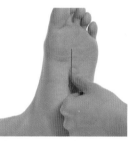

1 拇指向心方向推肾上腺区2分钟。

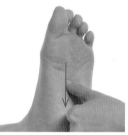

2 拇指向心方向推肾区2分钟。

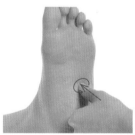

3 拇指按揉脾区（左足）3分钟。

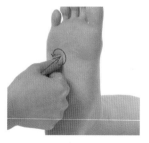

4 拇指按揉肝区（右足）5分钟。

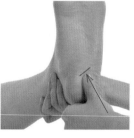

5 拇指按生殖腺区3分钟。

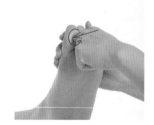

6 拇指按揉垂体区3分钟。

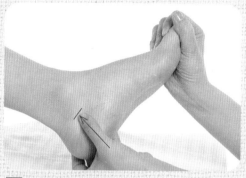

7 拇指按子宫区 3 分钟。

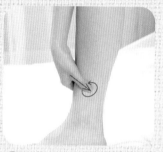

8 拇指按揉三阴交穴 30 次。

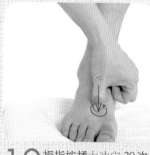

9 拇指按揉太溪穴 30 次。

10 拇指按揉太冲穴 30 次。

## 手部按摩

▶ 月经不调可选腰椎区、骶骨区、生殖腺区、垂体区、肾上腺区。

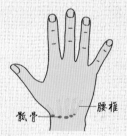

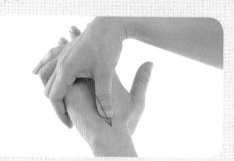

1 拇指向心方向推腰椎区 3 分钟。

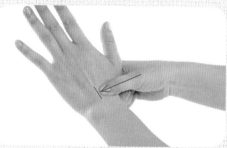

2 拇指按骶骨区 3 分钟。

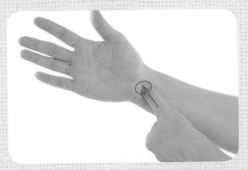
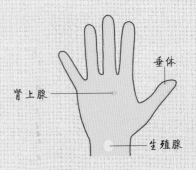

垂体

肾上腺

生殖腺

3 拇指按揉生殖腺区 30 秒。

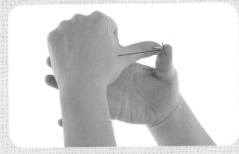
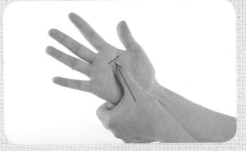

4 拇指点垂体区 5 分钟。

5 拇指点肾上腺区 5 分钟。

## 耳部按摩

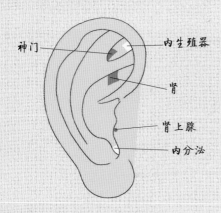
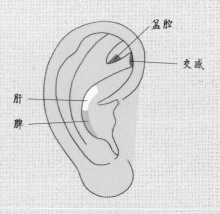

神门 　 内生殖器 　 肾 　 肾上腺 　 内分泌

盆腔 　 交感 　 肝 　 脾

1 按揉内生殖器区、内分泌区、肾区、肾上腺区、神门区各 30 ～ 50 次。亦可用按摩棒对各反射区进行按压。各反射区可反复交替使用，每日早、晚各 1 次，1 个月为 1 个疗程。

2 捏揉交感区、脾区、肝区、盆腔区各30 ～ 50 次。亦可用按摩棒对各反射区进行按压。各反射区可反复交替使用，每日早、晚各 1 次，1 个月为 1 个疗程。

# 闭 经

**02**

发育正常的女子，年龄在14岁左右，月经应按期来潮，如超过18周岁尚未来潮，或者已行经而又中断达三个月以上者，称为闭经。

## 足部按摩

▶ 闭经可选肾上腺区、肾区、生殖腺区、肝区（右足）、脾区（左足）、垂体区、子宫区、阴道及尿道区、下腹部区、照海穴、公孙穴。

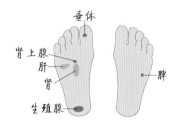

垂体
肾上腺
肝
肾
生殖腺
脾

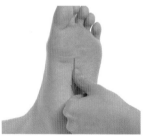

**1** 拇指向心方向推肾上腺区2分钟。

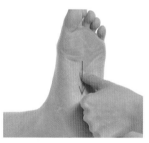

**2** 拇指向心方向推肾区2分钟。

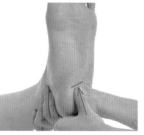

**3** 拇指按生殖腺区3分钟。

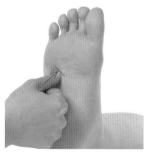

**4** 拇指按肝区（右足）5分钟。

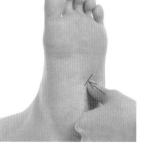

**5** 拇指按脾区（左足）5分钟。

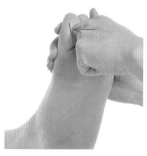

**6** 屈示指点垂体区3分钟。

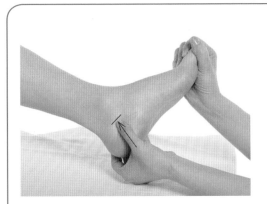

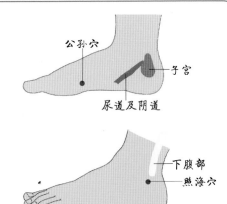

公孙穴

子宫

尿道及阴道

下腹部

照海穴

7 拇指按子宫区 5 分钟。

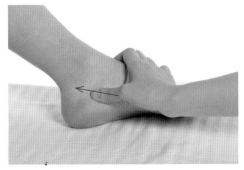

8 拇指向心方向推阴道及尿道区 3 分钟。

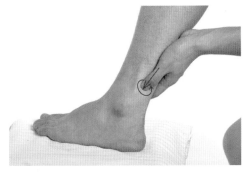

9 拇指按揉下腹部区 3 分钟。

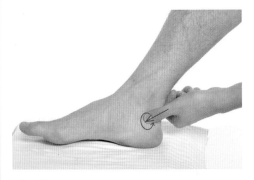

10 拇指按揉照海穴 3 分钟。

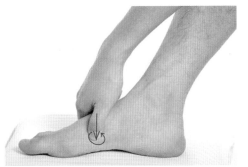

11 拇指按揉公孙穴 3 分钟。

# 手部按摩

▶ 闭经可选垂体区、肾上腺区、腰椎区、骶骨区、生殖腺区、合谷穴、神门穴。

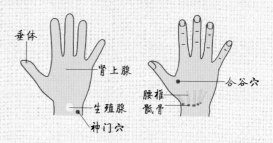

垂体
肾上腺
生殖腺
神门穴
合谷穴
腰椎
骶骨

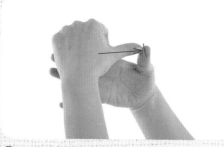

**1** 拇指按垂体区 5 分钟。

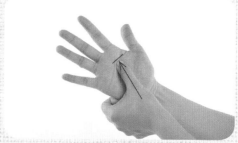

**2** 拇指按肾上腺区 5 分钟。

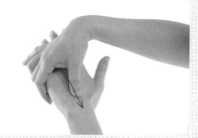

**3** 拇指向心方向推腰椎区 3 分钟。

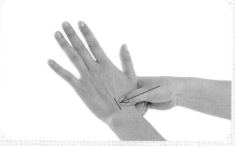

**4** 拇指按骶骨区 3 分钟。

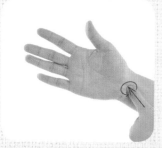

**5** 拇指按揉生殖腺区 5 分钟。

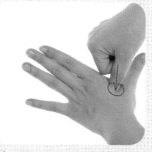

**6** 拇指按揉合谷穴 2 分钟。

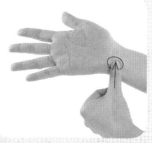

**7** 拇指按揉神门穴 2 分钟。

# 耳部按摩

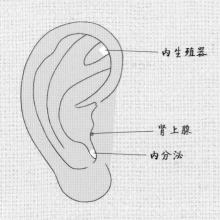

内生殖器

肾上腺

内分泌

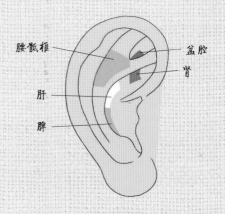

腰骶椎

肝

脾

盆腔

肾

**1** 按揉生殖器区、内分泌区、肾上腺区各30～50次。亦可用按摩棒对各反射区进行按压。各反射区可反复交替使用，每日早、晚各1次，1个月为1个疗程。

**2** 捏揉脾区、肝区、肾区、腰骶椎区、盆腔区各30～50次。亦可用按摩棒对各反射区进行按压。各反射区可反复交替使用，每日早、晚各1次，1个月为1个疗程。

### 小贴士

1. 闭经患者应适当锻炼身体，注意劳逸结合，避免精神紧张，注意饮食起居，必要时可配合药物治疗。
2. 先以手掌由轻到重按压小腹部10次左右，然后掌摩腹部5～8分钟。

# 痛　经

**03**

本病是指妇女在月经期或行经前后，出现周期性小腹疼痛及腰部疼痛，甚至剧痛难忍的症状，常伴有面色苍白、恶心呕吐、冷汗淋漓、手足厥冷。多见于青年女性。

## 足部按摩

▶ 痛经可选肾上腺区、肾区、生殖腺区、垂体区、腹腔神经丛区、子宫区、然谷穴、三阴交穴、下腹部区、尿道及阴道区、公孙穴。

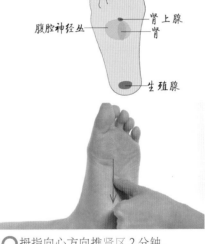

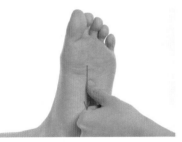

1 拇指向心方向推肾上腺区2分钟。

2 拇指向心方向推肾区2分钟。

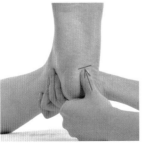

3 拇指按生殖腺区3分钟。

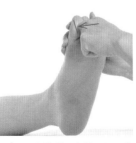

4 屈示指按垂体区3分钟。

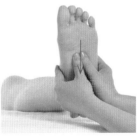

5 双手拇指向心方向推腹腔神经丛区30秒。

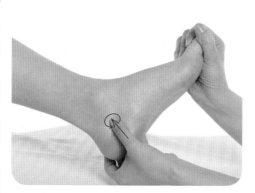

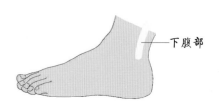
下腹部

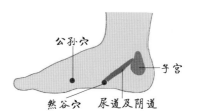
公孙穴
子宫
然谷穴　尿道及阴道

6 拇指按揉子宫区 3 分钟。

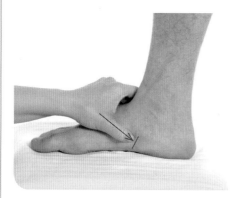

7 拇指按然谷穴 3 分钟。

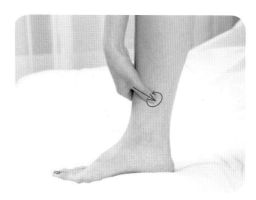

8 拇指按揉三阴交穴 3 分钟。

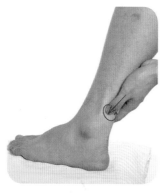

9 拇指按揉下腹部区 3 分钟。

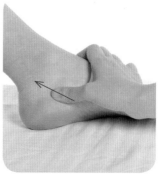

10 拇指向心方向推尿道及阴道区 3 分钟。

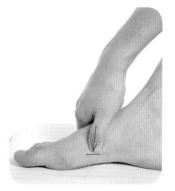

11 拇指按公孙穴 3 分钟。

# 手部按摩

▶ 痛经可选垂体区、骶骨区、肾区、腹腔神经丛区、腰椎区、生殖腺区、合谷穴。

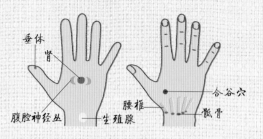

垂体
肾
腹腔神经丛
生殖腺
腰椎
骶骨
合谷穴

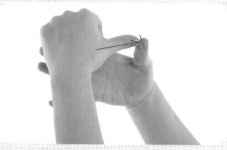

1 拇指点垂体区3分钟。

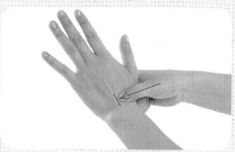

2 拇指点骶骨区3分钟。

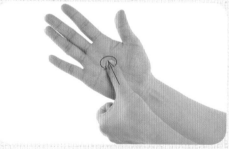

3 拇指按揉肾区3分钟。

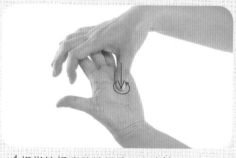

4 拇指按揉腹腔神经丛区3分钟。

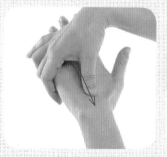

5 拇指向心方向推腰椎区3分钟。

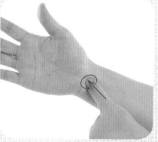

6 拇指按揉生殖腺区5分钟。

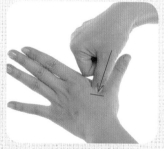

7 拇指按合谷穴3分钟。

# 耳部按摩

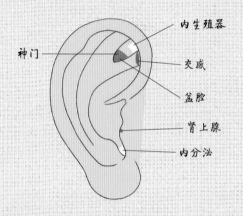

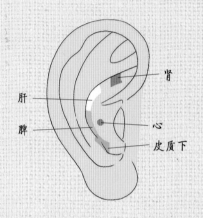

1 按揉肾上腺区、内生殖器区、内分泌区、交感区、神门区、盆腔区各 30 ~ 50 次，亦可用按摩棒对各反射区进行按压。各反射区可反复交替使用，每日早、晚各 1 次，直至疼痛缓解。

2 捏揉皮质下区、肝区、肾区、心区、脾区各 30 ~ 50 次。亦可用按摩棒对各反射区进行按压。各反射区可反复交替使用，每日早、晚各 1 次，直至疼痛缓解。

### 小贴士

1. 痛经女性经期要注意保暖，避免寒冷，注意经期卫生，经期禁止房事；适当休息，不要过度疲劳；保持情绪稳定，避免暴怒、忧郁情绪；经期注意调理饮食，忌食辛辣寒凉生冷食品。
2. 双手掌心摩揉小腹10分钟，力度适中。

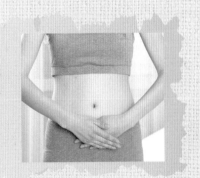

# 更年期综合征

**04**

更年期综合征又称为"绝经期综合征"，是指女性在绝经期前后由于卵巢功能减退而出现的一系列自主神经系统紊乱的症状。

## 足部按摩

▶ 更年期综合征可选肾上腺区、肾区、垂体区、生殖腺区、肝区（右足）、甲状腺区、子宫区、心区（左足）、下腹部区、内耳迷路区、太冲穴、行间穴、三阴交穴。

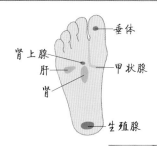

垂体
肾上腺区
甲状腺
肝
肾
生殖腺

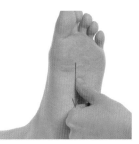

**1** 拇指向心方向推肾上腺区 2 分钟。

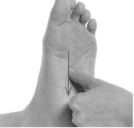

**2** 拇指向心方向推肾区 2 分钟。

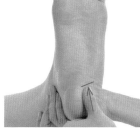

**3** 拇指按生殖腺区 3 分钟。

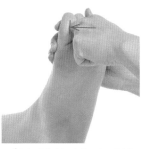

**4** 屈示指按垂体区 3 分钟。

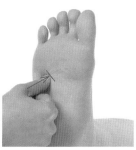

**5** 拇指按肝区（右足）2 分钟。

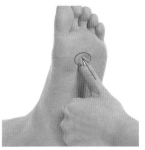

**6** 拇指按揉甲状腺区 3 分钟。

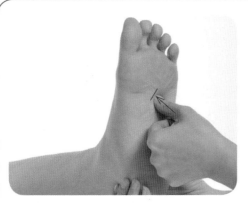
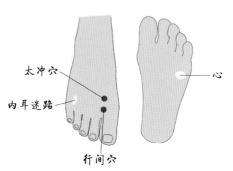

太冲穴

内耳迷路

行间穴

心

**7** 拇指按心区(左足)3分钟。

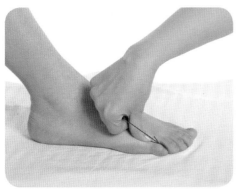

**8** 拇指逆心方向推内耳迷路区2分钟。

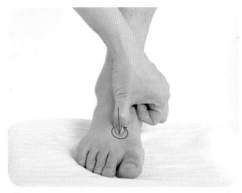

**9** 拇指按揉太冲穴3分钟。

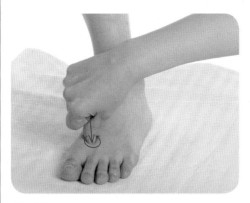

**10** 拇指按揉行间穴3分钟。

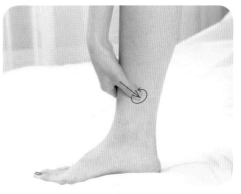

**11** 拇指按揉三阴交穴3分钟。

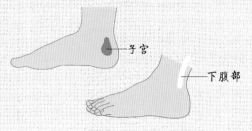

子宫

下腹部

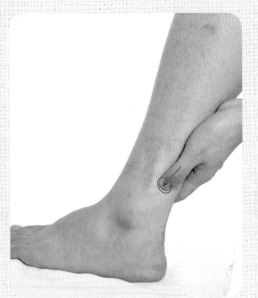

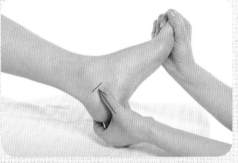

12 拇指按揉下腹部区 3 分钟。

13 拇指按子宫区 3 分钟。

## 手部按摩

▶ 更年期综合征可选肾上腺区、肺区、
心区（左手）、生殖器区、垂体区、甲
状旁腺区、肾区、肝区（右手）、脾区
（左手）。

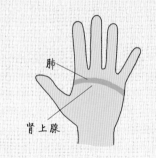

肺

肾上腺

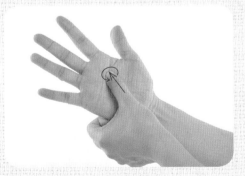

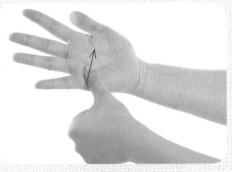

1 拇指按揉肾上腺区 2 分钟。

2 拇指从外侧向内侧推肺区 2 分钟。

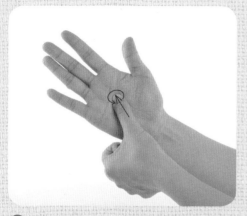

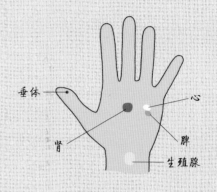

垂体 ——
肾
心
脾
生殖腺

3 拇指按揉肾区 2 分钟。

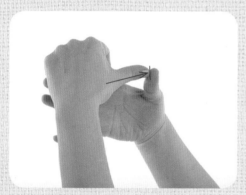

4 拇指点垂体区 1 分钟。

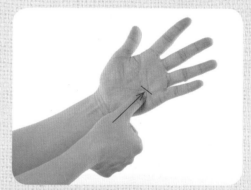

5 拇指点脾区（左手）1 分钟。

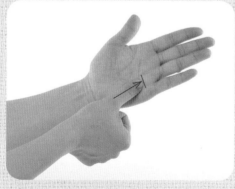

6 拇指点心区（左手）1 分钟。

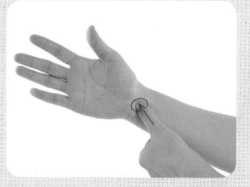

7 拇指按揉生殖器区 30 ～ 50 次。

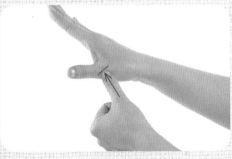

8 拇指点甲状旁腺区1分钟。

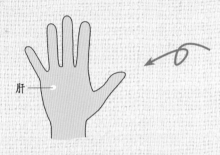

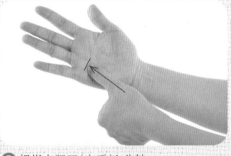

9 拇指点肝区(右手)1分钟。

## 耳部按摩

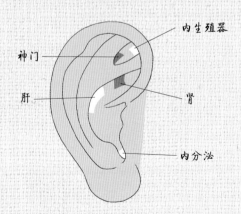

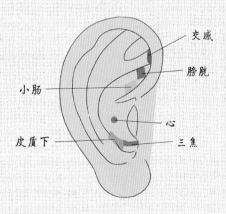

1 按揉内生殖器区、内分泌区、肝区、神门区、肾区各30～50次。亦可用按摩棒对各反射区进行按压。各反射区可反复交替使用，每日早、晚各1次，1个月为1个疗程。

2 捏揉皮质下区、交感区、三焦区、小肠区、心区、膀胱区各30～50次。亦可用按摩棒对各反射区进行按压。各反射区可反复交替使用，每日早、晚各1次，1个月为1个疗程。

# 女性不孕症

**05**

女性不孕症是指女性婚后夫妇同居2年以上，未避孕而不受孕，且不受孕又排除男方的原因者。原发性不孕为从未受孕，继发性不孕为曾经怀孕以后又不孕。

## 足部按摩

▶女性不孕症可选肾上腺区、肾区、生殖腺区、肺区、大脑及垂体区、大肠区、甲状旁腺区、肝区（右足）、胆区（右足）、甲状腺区、脾区（左足）、胃区、小肠区、腹股沟区、尿道和阴道区、脊柱区、子宫区、乳房区、三阴交穴。

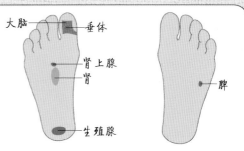

大脑　垂体
肾上腺
肾
生殖腺
脾

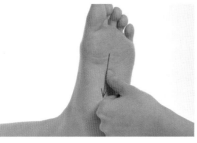

1 拇指向心方向推肾上腺区2分钟。

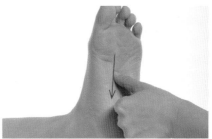

2 拇指向心方向推肾区2分钟。

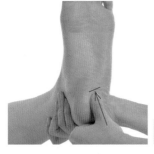

3 拇指按生殖腺区3分钟。

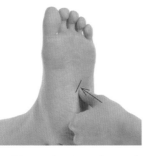

4 拇指按脾区（左足）2分钟。

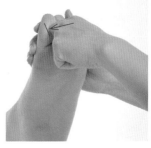

5 屈示指点大脑及垂体区各2分钟。

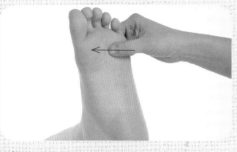

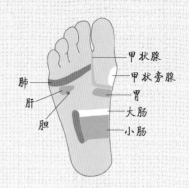

甲状腺
甲状旁腺
肺
肝
胆
胃
大肠
小肠

6 拇指从外侧向内侧推肺区2分钟。

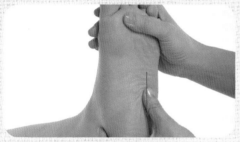

7 拇指向心方向推大肠区3分钟。

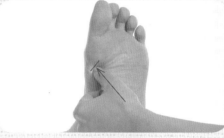

8 拇指点甲状旁腺区2分钟。

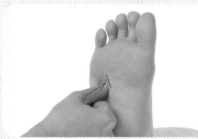

9 拇指点肝区（右足）2分钟。

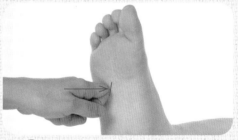

10 拇指点胆区（右足）2分钟。

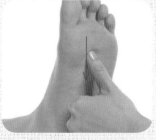

11 拇指向心方向推甲状腺区1~2分钟。

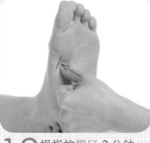

12 拇指按胃区2分钟。

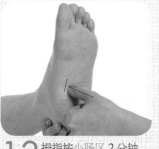

13 拇指按小肠区2分钟。

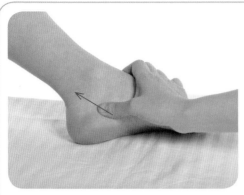

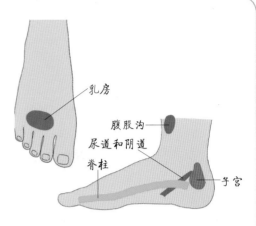

乳房

腹股沟

尿道和阴道

脊柱

子宫

**14** 拇指向心方向推尿道和阴道区2分钟。

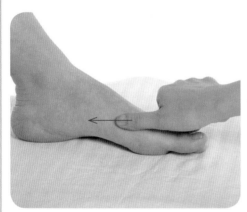

**15** 拇指向心方向推脊柱区2分钟。

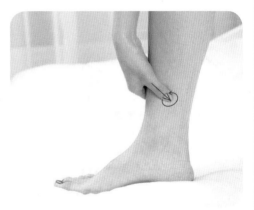

**16** 拇指按揉三阴交穴3分钟。

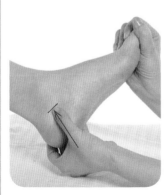

**17** 拇指按子宫区3分钟。

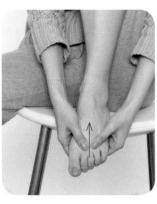

**18** 双手拇指向心方向推乳房区1~2分钟。

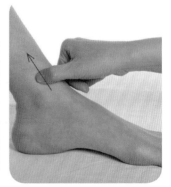

**19** 拇指向心方向推腹股沟区2分钟。

# 手部按摩

▶女性不孕症可选肾区、肾上腺区、生殖腺区、脾区（左手）、阴道及子宫区、腹股沟区、垂体区、甲状腺区、小肠区、肝区（右手）、甲状旁腺区、乳房区、胆区（右手）、大肠区、脊柱区。

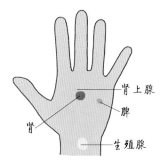

肾上腺
脾
肾
生殖腺

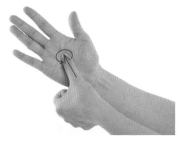

1 拇指按揉肾区 3 分钟。

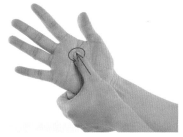

2 拇指按揉肾上腺区 3 分钟。

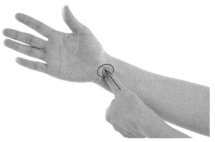

3 拇指按揉生殖腺区 3 分钟。

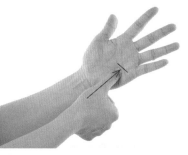

4 拇指点脾区（左手）3 分钟。

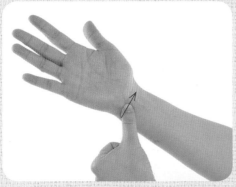

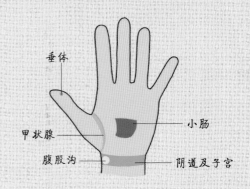

垂体

甲状腺

腹股沟

小肠

阴道及子宫

**5** 拇指由外向内推阴道及子宫区 3 分钟。

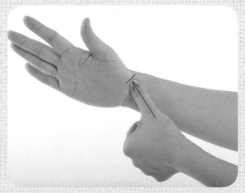

**6** 拇指点腹股沟区 1 分钟。

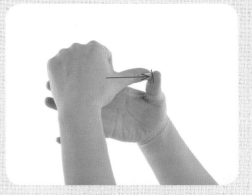

**7** 拇指点垂体区 1 分钟。

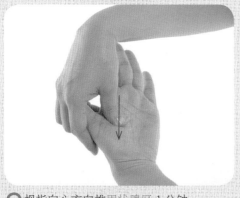

**8** 拇指向心方向推甲状腺区 1 分钟。

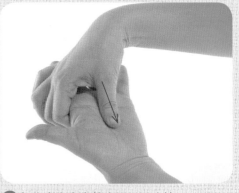

**9** 拇指向心方向推小肠区 1 分钟。

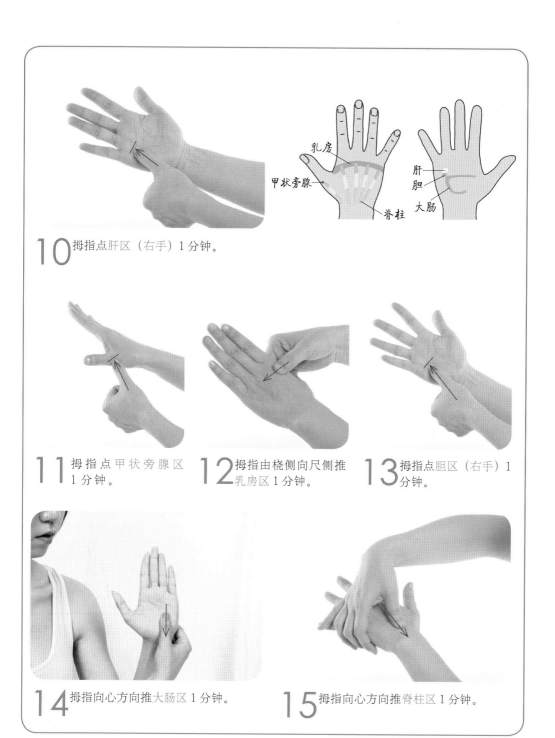

乳房
甲状旁腺
脊柱
肝
胆
大肠

**10** 拇指点肝区（右手）1分钟。

**11** 拇指点甲状旁腺区1分钟。

**12** 拇指由桡侧向尺侧推乳房区1分钟。

**13** 拇指点胆区（右手）1分钟。

**14** 拇指向心方向推大肠区1分钟。

**15** 拇指向心方向推脊柱区1分钟。

# 耳部按摩

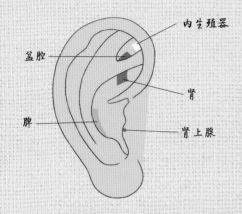
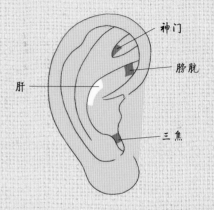

1 按揉内生殖器区、肾上腺区、盆腔区、脾区、肾区各30～50次。亦可用按摩棒对各反射区进行按压。各反射区可反复交替使用，每日早、晚各1次，1个月为1个疗程。

2 捏揉肝区、神门区、三焦区、膀胱区各30～50次。亦可用按摩棒对各反射区进行按压。各反射区可反复交替使用，每日早、晚各1次，1个月为1个疗程。

小贴士

1. 坚持使用手足耳按摩法能调补冲任及肾气，使脏腑气血功能调和，恢复正常功能。
2. 消除紧张心理，解除思想负担，同时应排除配偶的因素。

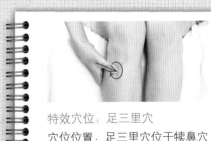

特效穴位：足三里穴
穴位位置：足三里穴位于犊鼻穴下3寸，胫骨前嵴外一横指处。
按摩方法：拇指指腹按揉足三里穴1分钟，手法宜轻柔，至穴位部位皮肤发热止，每日1次。

# 慢性盆腔炎

**06**

本病是指女性内生殖器官和周围结缔组织，以及盆腔腹膜发生的慢性炎症。是妇科的常见病、难治病，当机体抵抗力低下时可引起急性发作。

## 足部按摩

▶ 慢性盆腔炎可选肾上腺区、肾区、输尿管区、膀胱区、上身淋巴结区、阴道和尿道区、生殖腺区、子宫区、腹股沟区、腹腔神经丛区、下腹部区、太冲穴、行间穴。

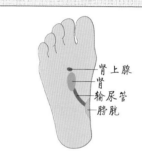

肾上腺
肾
输尿管
膀胱

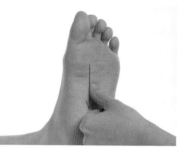

**1** 拇指向心方向推肾上腺区2分钟。

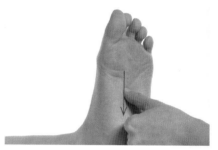

**2** 拇指向心方向推肾区2分钟。

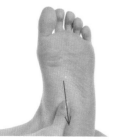

**3** 拇指向心方向推输尿管区2分钟。

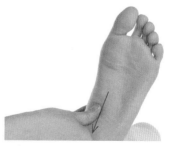

**4** 拇指向心方向推膀胱区2分钟。

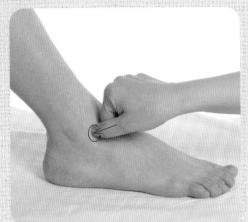

上身淋巴结
腹腔神经丛
生殖腺
太冲穴
行间穴

5 拇指按揉上身淋巴结区 3 分钟。

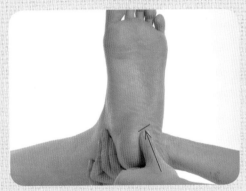

6 拇指按生殖腺区 3 分钟。

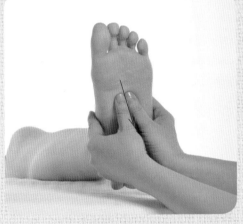

7 双手拇指向心方向推腹腔神经丛区 30 秒。

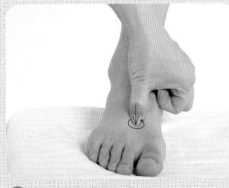

8 拇指按揉太冲穴 2 分钟。

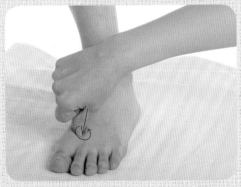

9 拇指按揉行间穴 2 分钟。

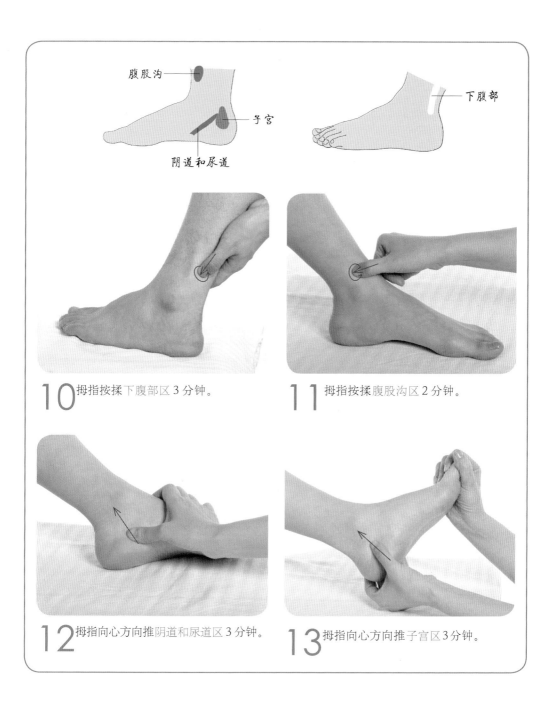

腹股沟

子宫

阴道和尿道

下腹部

10 拇指按揉下腹部区 3 分钟。

11 拇指按揉腹股沟区 2 分钟。

12 拇指向心方向推阴道和尿道区 3 分钟。

13 拇指向心方向推子宫区 3 分钟。

## 手部按摩

▶ 慢性盆腔炎可选肾上腺区、肾区、膀胱区、输尿管区、肺区、腹腔神经丛区、脾区（左手）、子宫区、生殖腺区、肝区（右手）、下身淋巴结区、上身淋巴结区、甲状旁腺区、骶骨区、腰椎区、尾骨区。

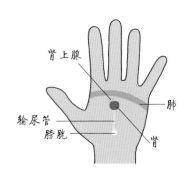

肾上腺
肺
输尿管
膀胱
肾

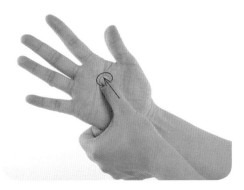

1 拇指按揉肾上腺区2分钟。

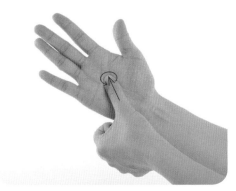

2 拇指按揉肾区2分钟。

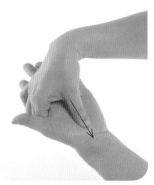

3 拇指向心方向推输尿管区2分钟。

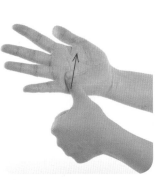

4 拇指从外侧向内侧推肺区2分钟。

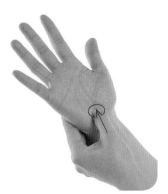

5 拇指按揉膀胱区2分钟。

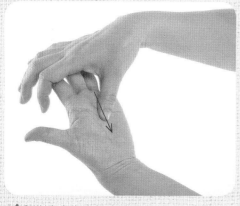

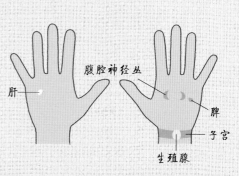

肝　腹腔神经丛　脾　子宫　生殖腺

6 拇指向心方向推腹腔神经丛区 1 分钟。

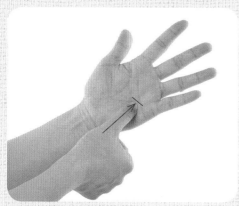

7 拇指点脾区(左手)2分钟。

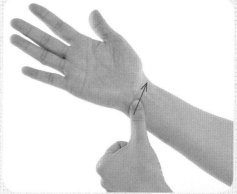

8 拇指由外侧向内侧推子宫区 2 分钟。

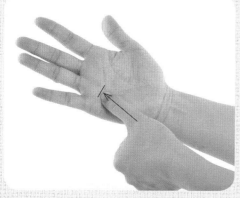

9 拇指点肝区（右手）2 分钟。

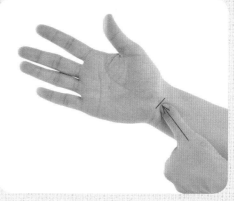

10 拇指点生殖腺区 2 分钟。

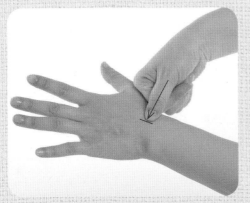

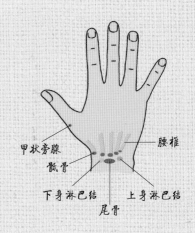

甲状旁腺　　　　　　　腰椎
骶骨
下身淋巴结　　　　上身淋巴结
尾骨

11 拇指点下身淋巴结区2分钟。

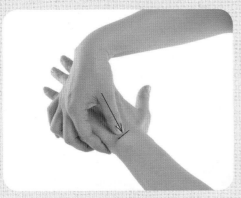

12 拇指点上身淋巴结区2分钟。

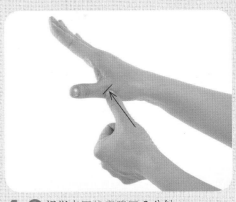

13 拇指点甲状旁腺区2分钟。

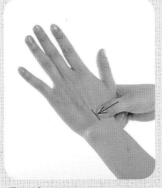

14 拇指按骶骨区1分钟。

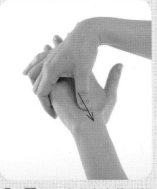

15 拇指向心方向推腰椎区1分钟。

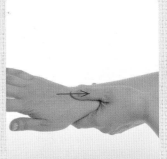

16 拇指向心方向推尾骨区1分钟。

# 耳部按摩

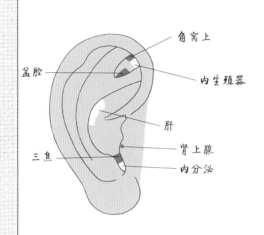

1 按揉盆腔区、内生殖器区、肾上腺区、内分泌区、角窝上区、肝区、三焦区各30～50次。亦可用按摩棒对各反射区进行按压。各反射区可反复交替使用，每日早、晚各1次，1个月为1个疗程。

## 小贴士

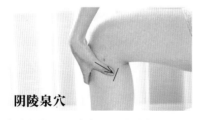

**阴陵泉穴**

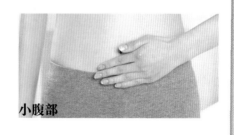

**小腹部**

特效穴位：阴陵泉穴、小腹部。

穴位位置：阴陵泉穴位于小腿内侧，胫骨内侧髁后下方凹陷处。

按摩方法：用拇指指腹按阴陵泉穴1分钟。将除拇指之外的四指并拢，摩擦下腹部3分钟。

# 子宫脱垂

**07**

妇女子宫下脱，甚则挺出阴户之外，称为子宫脱垂，又称阴挺、阴脱。多因身体虚弱，加之临产时用力太过或生育过多，损耗肾气造成。

## 足部按摩

▶ 子宫脱垂可选阴道和尿道区、子宫区、肾区、肝区（右足）、脾区（左足）。

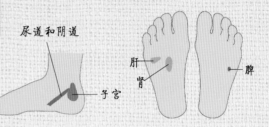

尿道和阴道
子宫
肝
肾
脾

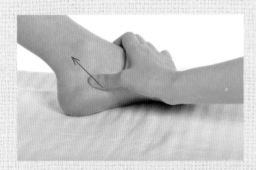

1 拇指向心方向推阴道和尿道区3分钟。

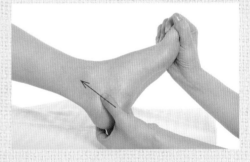

2 拇指向心方向推子宫区3分钟。

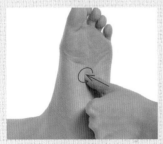

3 拇指按揉肾区2分钟。

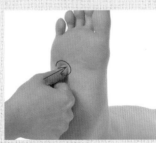

4 拇指按揉肝区（右足）2分钟。

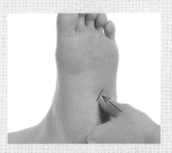

5 拇指按揉脾区（左足）2分钟。

## 手部按摩

▶ 子宫脱垂可选肾区、生殖腺区、子宫
区、内关穴、合谷穴。

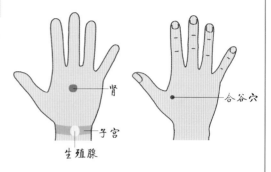

肾

子宫

生殖腺

合谷穴

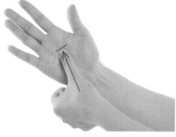

1 拇指按肾区 2 分钟。

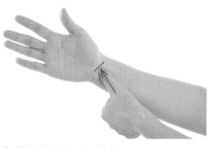

2 拇指按生殖腺区 2 分钟。

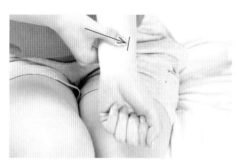

3 拇指按内关穴 2 分钟。

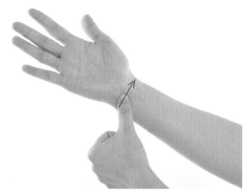

4 拇指由外侧向内侧推子宫区 2 分钟。

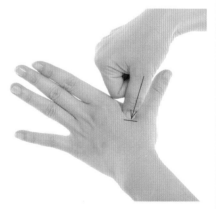

5 拇指按合谷穴 2 分钟。

# 耳部按摩

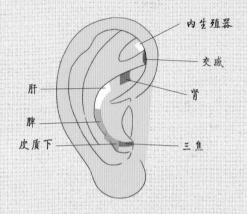

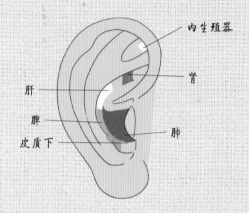

**1** 取内生殖器区、脾区、肾区、皮质下区、肝区、三焦区、交感区，用压豆法、贴磁法均可。

**2** 主区取内生殖器区、皮质下区、肝区、脾区；配区：气虚加肺区、肾区；肾虚加肾区、肝区。可用压豆法及贴磁法。

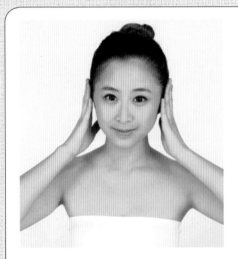

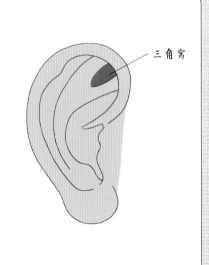

**3** 用全耳按摩法，重点按揉三角窝及上述耳区。

# 白带过多

**08**

白带过多是指阴道分泌物明显增多，其质可清稀，也可有黄色、赤白色、脓性或恶臭味，常伴有腰酸痛、小腹坠胀、下肢酸软等症状。本病常见于内生殖器的炎症或肿瘤。

## 足部按摩

▶ 白带过多可选肾上腺区、膀胱区、垂体区、脾区（左足）、直肠区、生殖腺区、腰椎区、尿道和阴道区。

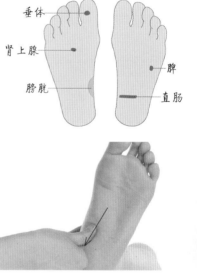

垂体
肾上腺
膀胱
脾
直肠

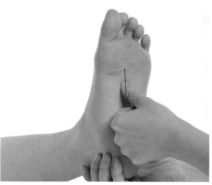

1 拇指向心方向推肾上腺区2分钟。

2 拇指向心方向推膀胱区2分钟。

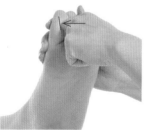

3 屈示指按垂体区3分钟。

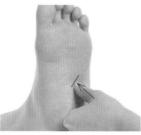

4 拇指按脾区（左足）3分钟。

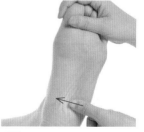

5 拇指横推直肠区3分钟。

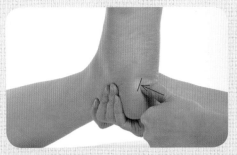

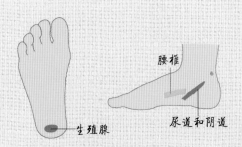

腰椎

生殖腺

尿道和阴道

6 拇指点生殖腺区 3 分钟。

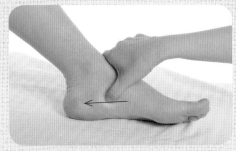

7 拇指向心方向推腰椎区 3 分钟。

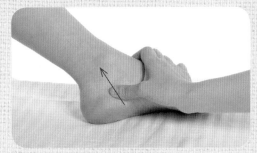

8 拇指向心方向推尿道和阴道区 3 分钟。

## 手部按摩

▶ 白带过多可选肾区、肾上腺区、生殖腺区、肝区（右手）、胆区（右手）、脾区（左手）、内关穴、合谷穴。

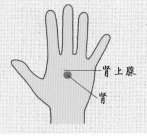

肾上腺

肾

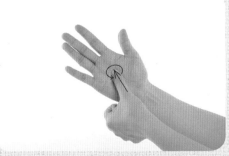

1 拇指按揉肾区 2 分钟。

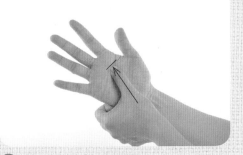

2 拇指按揉肾上腺区 2 分钟。

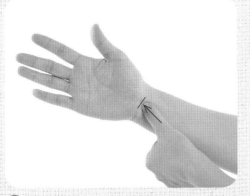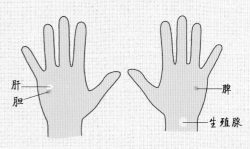

**3** 拇指按生殖腺区 2 分钟。

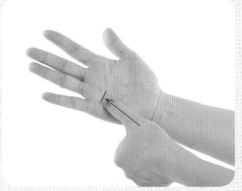

**4** 拇指点肝区（右手）2 分钟。

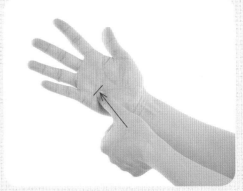

**5** 拇指点胆区（右手）2 分钟。

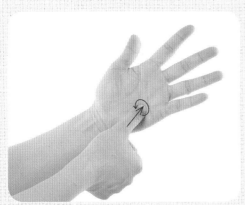

**6** 拇指按揉脾区（左手）2 分钟。

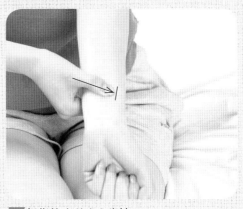

**7** 拇指按内关穴 2 分钟。

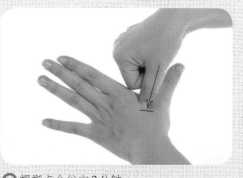

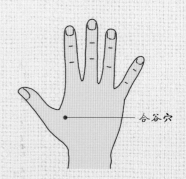

合谷穴

8 拇指点合谷穴2分钟。

# 耳部按摩

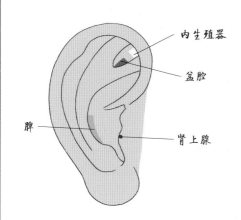

内生殖器
盆腔
脾
肾上腺

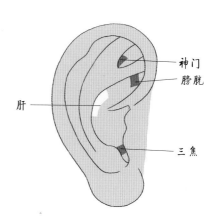

神门
膀胱
肝
三焦

1 按揉内生殖器区、肾上腺区、盆腔区、脾区各 30 ~ 50 次。亦可用按摩棒对各反射区进行按压。各反射区可反复交替使用，每日早、晚各 1 次，1 个月为 1 个疗程。

2 捏揉肝区、神门区、三焦区、膀胱区各 30 ~ 50 次。亦可用按摩棒对各反射区进行按压。各反射区可反复交替使用，每日早、晚各 1 次，1 个月为 1 个疗程。

小贴士

1. 严格来讲，白带过多只是一种临床症状，治疗前应先找出病因。若年龄在40岁以上，且经常有出现血性白带，应立即去医院就诊，以排除癌症的可能。

2. 手足耳区按摩对于慢性炎症导致的白带过多疗效较好。

# 崩　漏

## 09

崩漏是指由于功能障碍所导致的非周期性子宫出血，现代医学称之为功能性子宫出血。主要临床表现为月经周期的异常、月经量的增多、行经时间的延长等。

## 足部按摩

▶ 崩漏可选肾上腺区、膀胱区、生殖腺区、下腹部区、三阴交穴、太冲穴、行间穴。

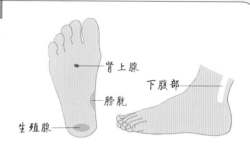

肾上腺
下腹部
膀胱
生殖腺

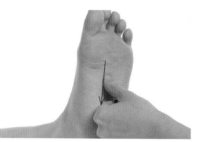

1 拇指向心方向推肾上腺区 2 分钟。

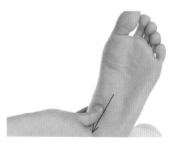

2 拇指向心方向推膀胱区 2 分钟。

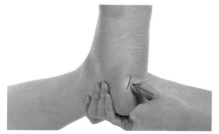

3 拇指点生殖腺区 2 分钟。

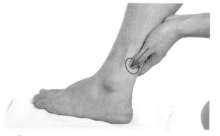

4 拇指按揉下腹部区 2 分钟。

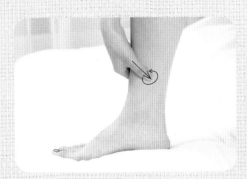

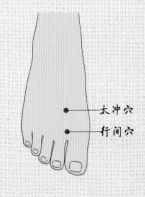

太冲穴
行间穴

**5** 拇指按揉三阴交穴 2 分钟。

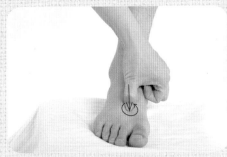

**6** 拇指按揉太冲穴 2 分钟。

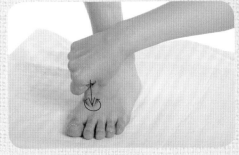

**7** 拇指按揉行间穴 2 分钟。

## 耳部按摩

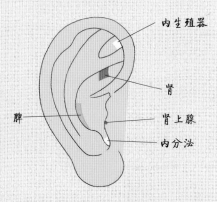

内生殖器
肾
脾
肾上腺
内分泌

**1** 主区取内生殖腺区、内分泌区、肾区、肾上腺区、脾区。将王不留行子贴压在所选耳部反射区上,每隔 3～5 天更换 1 次,10 次为 1 个疗程。

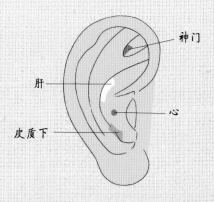

神门
肝
心
皮质下

**2** 配区取肝区、神门区、心区、皮质下区。将王不留行子贴压在所选耳部反射区上,每隔 3～5 天更换 1 次,10 次为 1 个疗程。

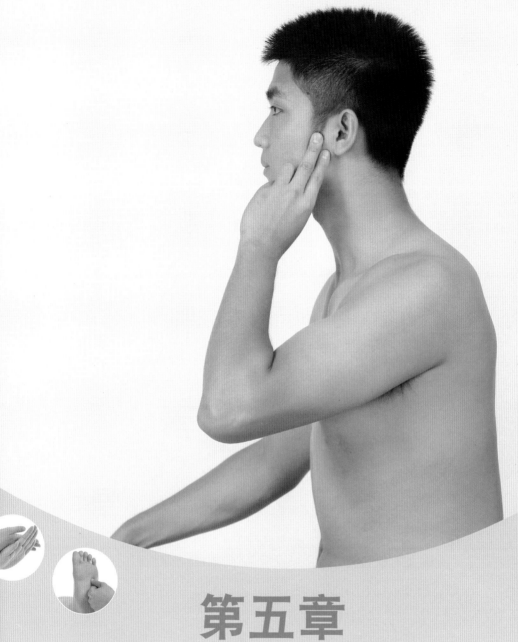

# 第五章
## 对症按摩治疗男性病
### Duizheng Anmo Zhiliao Nanxingbing

## 前列腺炎

**01**

前列腺炎是前列腺腺体组织非特异性感染所引起的炎症性疾病。临床以尿频、尿急，排尿不畅、排尿时下腹部或会阴部烧灼、坠胀、疼痛为特点。

## 足部按摩

▶ 前列腺炎可选肾上腺区、肾区、输尿管区、膀胱区、生殖腺区、前列腺区、垂体区、尿道和阴道区、三阴交穴、太冲穴、太溪穴。

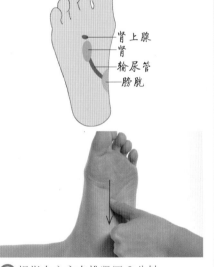

肾上腺
肾
输尿管
膀胱

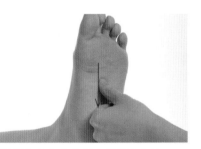

**1** 拇指向心方向推肾上腺区3分钟。

拇指向心方向推肾区3分钟。

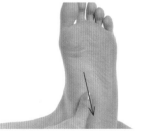

**3** 拇指向心方向推输尿管区3分钟。

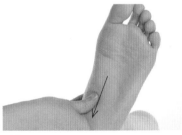

**4** 拇指向心方向推膀胱区3分钟。

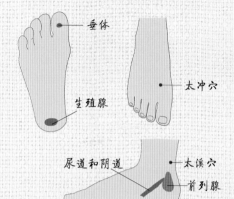

垂体
生殖腺
太冲穴
尿道和阴道
太溪穴
前列腺

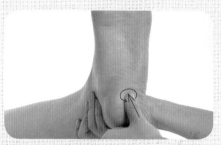

5 拇指按揉生殖腺区2分钟。

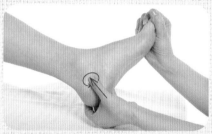

6 拇指按揉前列腺区3分钟。

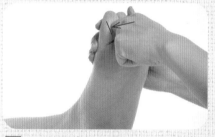

7 屈示指按垂体区3分钟。

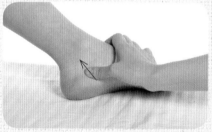

8 拇指向心方向推尿道和阴道区3分钟。

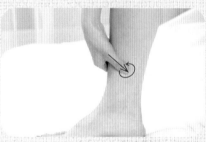

9 拇指按揉三阴交穴2分钟。

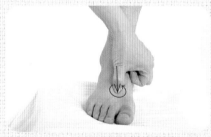

10 拇指按揉太冲穴2分钟。

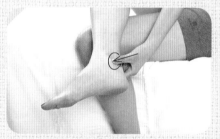

11 拇指按揉太溪穴2分钟。

## 手部按摩

▶ 前列腺炎可选肾区、肾上腺区、膀
胱区、输尿管区、前列腺区、生殖腺
区、胃区、垂体区、腹股沟区、腹腔
神经丛区。

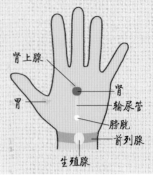

肾上腺 ── 肾
胃 ── 输尿管
── 膀胱
── 前列腺
生殖腺

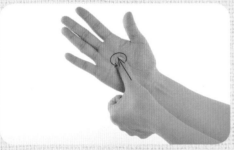

1 拇指按揉肾区 2 分钟。

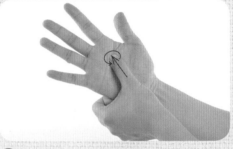

2 拇指按揉肾上腺区 2 分钟。

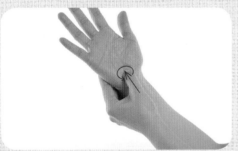

3 拇指按揉膀胱区 2 分钟。

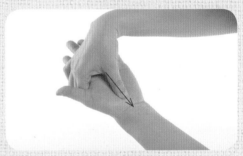

4 拇指向心方向推输尿管区 2 分钟。

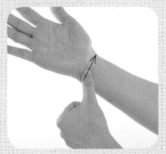

5 拇指从外侧向内侧推前列
腺区 1 分钟。

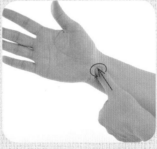

6 拇指按揉生殖腺区 2 分钟。

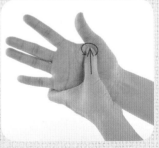

7 拇指按揉胃区 2 分钟。

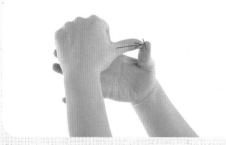

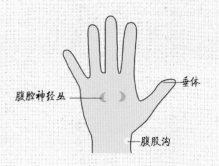

腹腔神经丛 —— 垂体

—— 腹股沟

8拇指点垂体1分钟。

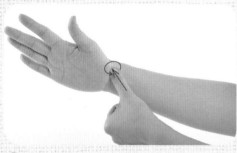

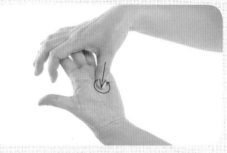

9拇指按揉腹股沟1分钟。

10拇指按揉腹腔神经丛区1分钟。

## 耳部按摩

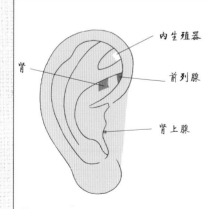

内生殖器
肾
前列腺
肾上腺

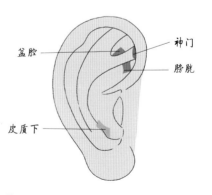

盆腔
神门
膀胱
皮质下

1按揉前列腺区、内生殖器区、肾区、肾上腺区各30～50次。亦可用按摩棒对各反射区进行按压。各反射区可反复交替使用，每日早、晚各1次，1个月为1个疗程。

2捏揉膀胱区、交感区、盆腔区、皮质下区各30～50次。亦可用按摩棒对各反射区进行按压。各反射区可反复交替使用，每日早、晚各1次，1个月为1个疗程。

## 02 阳 痿

阳痿可分为先天性和病理性两种，后者多见，而且治愈率较高。阳痿可因其他器官病变或全身性疾病导致，也可因为焦虑、急躁、疲劳等因素而发生。

## 足部按摩

▶ 阳痿可选肾上腺区、肾区、垂体区、生殖腺区、甲状腺区、腹股沟区、前列腺区、三阴交穴、涌泉穴。

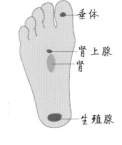

1 拇指向心方向推肾上腺区 3 分钟。

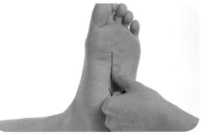

2 拇指向心方向推肾区 3 分钟。

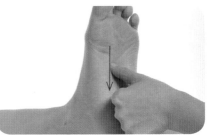

3 屈示指点垂体区 2 分钟。

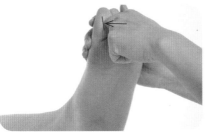

4 拇指向心方向推生殖腺区 3 分钟。

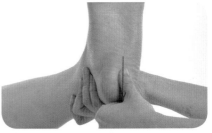

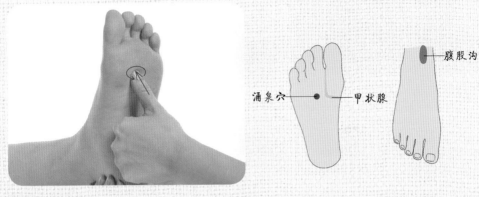

甲状腺　腹股沟

涌泉穴

**5** 拇指按揉甲状腺区3分钟。

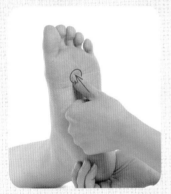

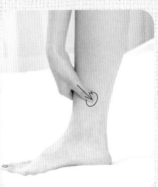

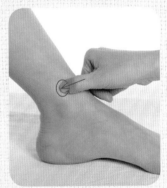

**6** 拇指按揉涌泉穴3分钟。

**7** 拇指按揉三阴交穴3分钟。

**8** 拇指按揉腹股沟区2分钟。

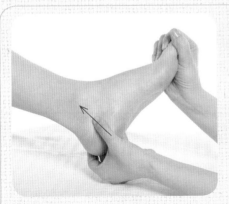

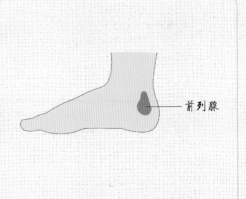

前列腺

**9** 拇指向心方向推前列腺区3分钟。

# 手部按摩

▶阳痿可选输尿管区、心区（左手）、垂体区、脾区（左手）、腹股沟区、腹腔神经丛区、肺区、前列腺区、脊柱区、生殖腺区、胃区、肝区（右手）、肾区、肾上腺、膀胱区。

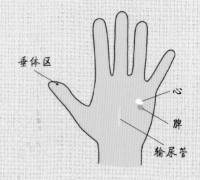

垂体区

心

脾

输尿管

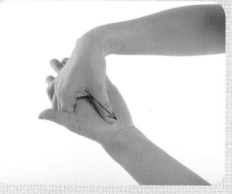

1 拇指向心方向推输尿管区2分钟。

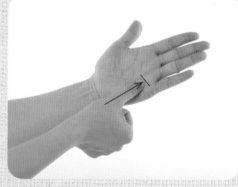

2 拇指点心区（左手）1分钟。

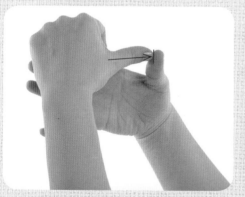

3 拇指点垂体区 1 分钟。

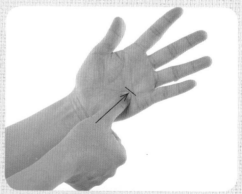

4 拇指点脾区（左手）1 分钟。

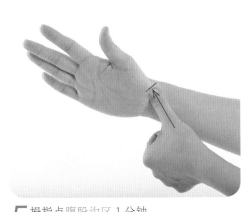

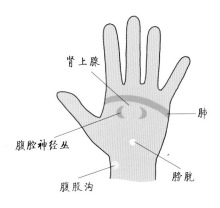

肾上腺

肺

腹腔神经丛

膀胱

腹股沟

5 拇指点腹股沟区 1 分钟。

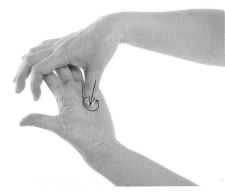

6 拇指按揉腹腔神经丛区 1 分钟。

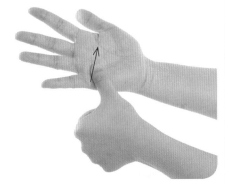

7 拇指从外侧向内侧推肺区 3 分钟。

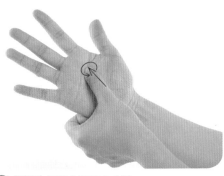

8 拇指按揉肾上腺区 2 分钟。

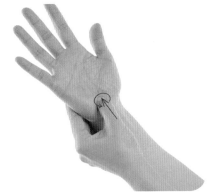

9 拇指按揉膀胱区 2 分钟。

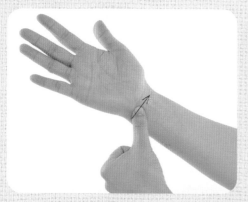

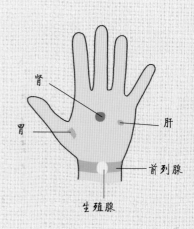

肾
胃
肝
前列腺
生殖腺

10 拇指从外侧向内侧推前列腺区1分钟。

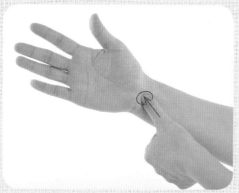

11 拇指按揉生殖腺区2分钟。

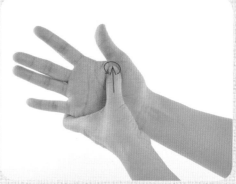

12 拇指按揉胃区2分钟。

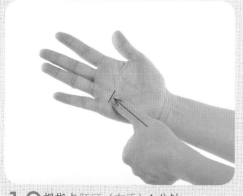

13 拇指点肝区（右手）1分钟。

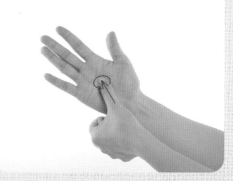

14 拇指按揉肾区2分钟。

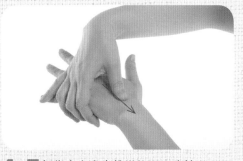

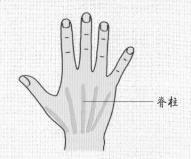

脊柱

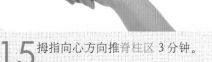

**15** 拇指向心方向推脊柱区 3 分钟。

## 耳部按摩

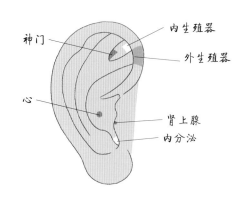

神门
内生殖器
外生殖器
心
肾上腺
内分泌

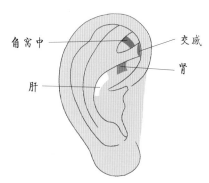

角窝中
交感
肝
肾

**1** 按揉外生殖腺区、内生殖腺区、心区、肾上腺区、神门区、内分泌区各 30 ~ 50 次。亦可用按摩棒对各反射区进行按压。各反射区可反复交替使用，每日早、晚各 1 次，1 个月为 1 个疗程。

**2** 捏揉角窝中区、交感区、肾区、肝区各 30 ~ 50 次。亦可用按摩棒对各反射区进行按压。各反射区可反复交替使用，每日早、晚各 1 次，1 个月为 1 个疗程。

### 小贴士

1. 进行手足耳按摩治疗前应先排除器质性疾病。
2. 手足耳按摩具有补肾壮阳的功效，能促进激素分泌，增强性功能，长期坚持对本病具有一定的疗效。
3. 宜多食用富含微量元素锌，以及精氨酸含量丰富的食物，如山药、鳝鱼、牡蛎等，性欲降低与体内这些物质缺乏有关。

213

## 遗 精

**03**

遗精是指不因性生活而精液频繁遗泄的病症。按摩能够调整大脑中枢神经系统的功能，补肾固精，是治疗本病的良好方法。

## 足部按摩

▶ 遗精可选肾上腺区、肾区、垂体区、生殖腺区、前列腺区、涌泉穴、腹股沟区、大脑区、尿道区。

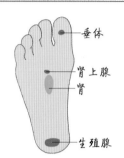

垂体
肾上腺
肾
生殖腺

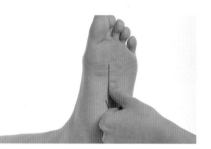

**1** 拇指向心方向推肾上腺区2分钟。

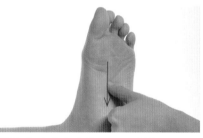

**2** 拇指向心方向推肾区2分钟。

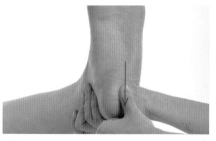

**3** 拇指向心方向推生殖腺区3分钟。

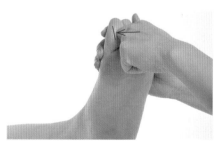

**4** 屈示指点垂体区2分钟。

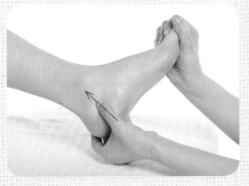

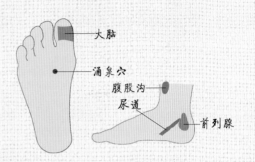

大脑
涌泉穴
腹股沟
尿道
前列腺

5 拇指向心方向推前列腺区3分钟。

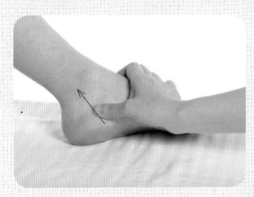

6 拇指向心方向推尿道区3分钟。

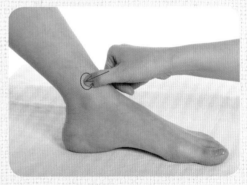

7 拇指按揉腹股沟区2分钟。

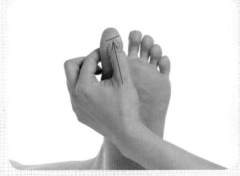

8 拇指按大脑区3分钟。

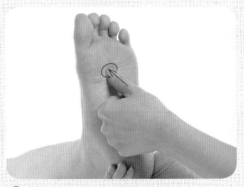

9 拇指按揉涌泉穴3分钟。

215

## 手部按摩

▶ 遗精可选肾区、肾上腺区、膀胱区、输尿管区、肺区、前列腺区、甲状腺区、大脑区、心区（左手）、垂体区、生殖腺区、心点、合谷穴、内关穴。

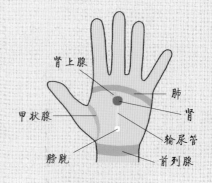

肾上腺
肺
甲状腺
肾
膀胱
输尿管
前列腺

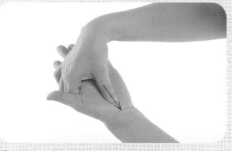

1 拇指向心方向推输尿管区2分钟。

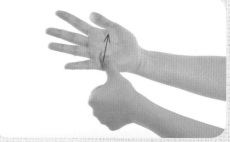

2 拇指从外侧向内侧推肺区1分钟。

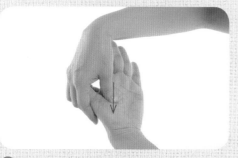

3 拇指向心方向推甲状腺区1分钟。

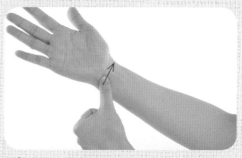

4 拇指从外侧向内侧推前列腺区1分钟。

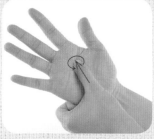

5 拇指按揉肾上腺区2分钟。

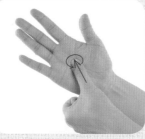

6 拇指按揉肾区2分钟。

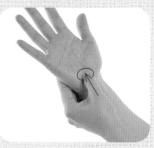

7 拇指按揉膀胱区2分钟。

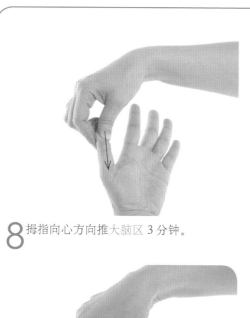
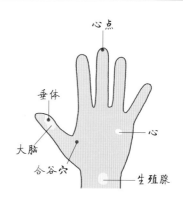

心点

垂体

大脑

合谷穴

心

生殖腺

8 拇指向心方向推大脑区 3 分钟。

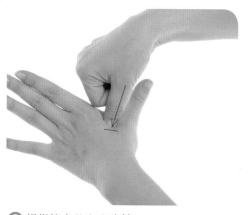

9 拇指按合谷穴 2 分钟。

10 拇指点垂体区 3 分钟。

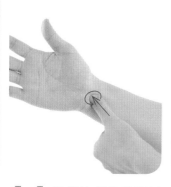
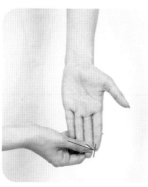
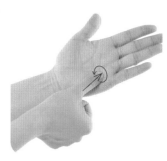

11 拇指按揉生殖腺区 3 分钟。

12 拇指点心点 2 分钟。

13 拇指按揉心区（左手）3 分钟。

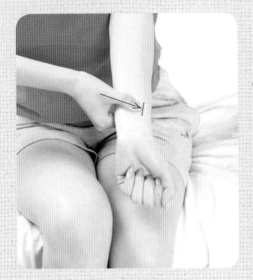

内关穴取穴方法：正坐或仰卧，掌心向上，内关穴位于前臂正中，腕横纹上2寸（三横指宽），在桡侧屈腕肌腱同掌长肌腱之间（攥拳，腕部会有两根筋凸起，内关穴就在两根筋中间的位置）。

**8** 拇指按内关穴2分钟。

# 耳部按摩

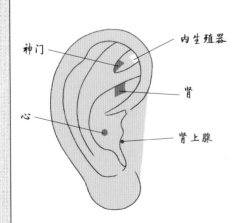

神门　内生殖器　肾　心　肾上腺

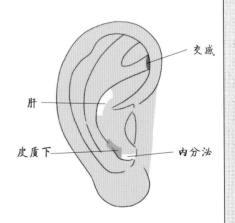

交感　肝　皮质下　内分泌

**1** 按揉内生殖器区、心区、肾区、肾上腺区、神门区各30～50次。亦可用按摩棒对各反射区进行按压。各反射区可反复交替使用，每日早、晚各1次，1个月为1个疗程。

**2** 捏揉交感区、皮质下区、肝区、内分泌区各30～50次。亦可用按摩棒对各反射区进行按压。各反射区可反复交替使用，每日早、晚各1次，1个月为1个疗程。

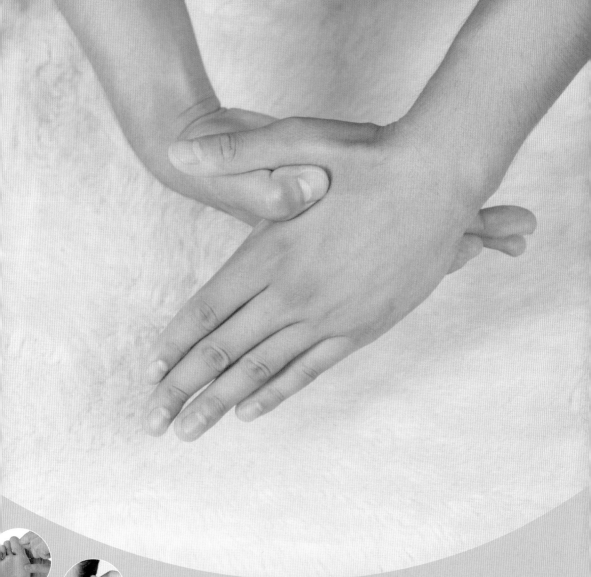

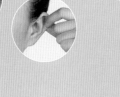

# 第六章

# 美容保健特效按摩

Meirong Baojian Texiao Anmo

# 排毒养颜

## 01

面部出现皱纹、雀斑、痤疮等问题，多由人体内分泌功能失调或体内激素紊乱所致。因此，调节人体内分泌功能及激素水平，排出体内多余毒素，才能美颜排毒、祛皱抗衰。

## 足部按摩

▶ 排毒养颜可选肺区、胃区、肝区（右足）、肾区、脾区（左足）、足窍阴区、足临泣穴。

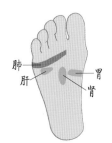

肺
肝
胃
肾

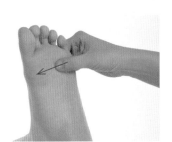

1 拇指从外侧向内侧推肺区 2 分钟。

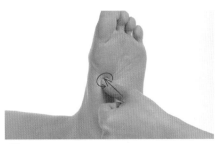

2 拇指按揉胃区 3 分钟。

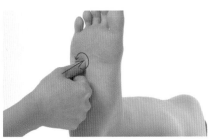

3 拇指按揉肝区（右足）3 分钟。

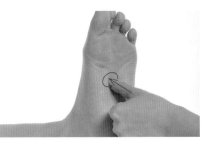

4 拇指按揉肾区 3 分钟。

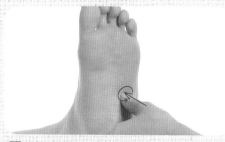

5 拇指按揉脾区（左足）3分钟。

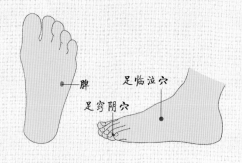

脾　　足临泣穴
足窍阴穴

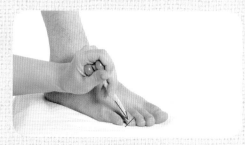

6 用拇指或按摩棒按足窍阴穴3分钟。

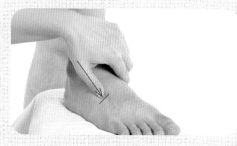

7 拇指按足临泣穴3分钟。

## 手部按摩

▶排毒养颜可选大肠区、肺区、胃区、肾区、关冲穴、阳池穴。

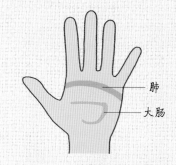

肺
大肠

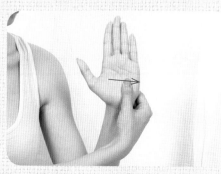

1 拇指从桡侧向尺侧推大肠区3分钟。

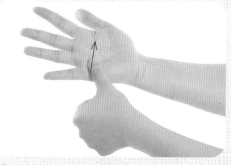

2 拇指从外侧向内侧推肺区3分钟。

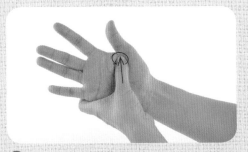

关冲穴
阳池穴
胃 肾

**3** 拇指按揉胃区3分钟。

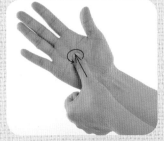

**4** 拇指按揉肾区3分钟。

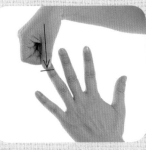

**5** 拇指按关冲穴2分钟。

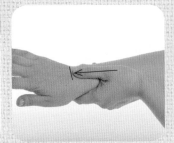

**6** 拇指按阳池穴2分钟。

## 耳部按摩

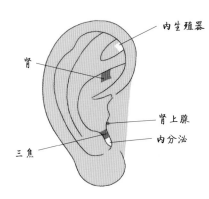

内生殖器
肾
肾上腺
内分泌
三焦

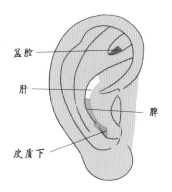

盆腔
肝
脾
皮质下

**1** 按揉内分泌区、内生殖器区、肾上腺区、三焦区、肾区各30～50次，亦可对各反射区用耳压法治疗。

**2** 捏揉脾区、皮质下区、盆腔区、肝区各30～50次，每日早、晚各1次。亦可对各反射区用耳压法治疗。

## 减肥瘦身

**02**

随着物质生活的日益充裕，越来越多的人受到肥胖的困扰。如果采用"节食""服食减肥药"等方法来消除脂肪，有可能危害人体健康，不是长久之计。

## 足部按摩

▶ 减肥瘦身可选胃区、小肠区、肾区、输尿管区、膀胱区、横结肠区、十二指肠区、脾区（左足）、甲状腺区。

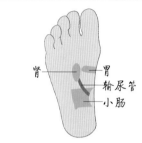

肾　　　胃
　　　输尿管
　　　小肠

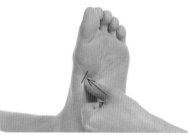

**1** 拇指点胃区 3 分钟。

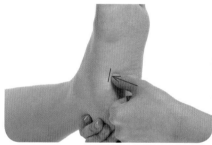

**2** 拇指按小肠区 1 分钟。

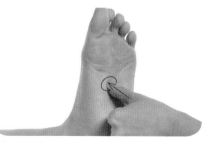

**3** 拇指按揉肾区 2 分钟。

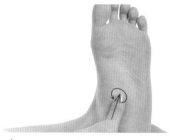

**4** 拇指按揉输尿管区 2 分钟。

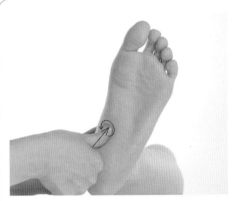

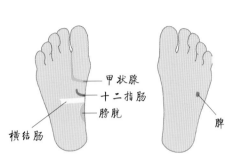

甲状腺
十二指肠
膀胱
横结肠
脾

5 拇指按揉膀胱区 2 分钟。

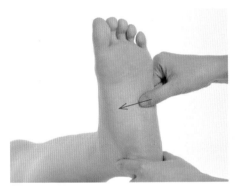

6 拇指平推横结肠区 1 分钟。

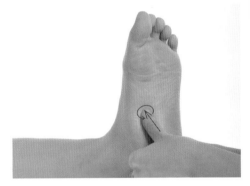

7 拇指按揉十二指肠区 1 分钟。

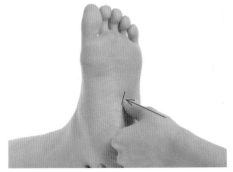

8 拇指点脾区（左足）3 分钟。

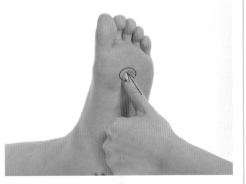

9 拇指按揉甲状腺区 2 分钟。

# 手部按摩

▶减肥瘦身可选胃脾大肠区、劳宫穴。

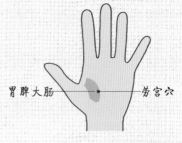

胃脾大肠 ———— 劳宫穴

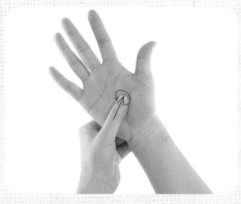

1 拇指按揉胃脾大肠区 3 分钟。

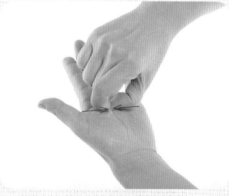

2 拇指、示指捏劳宫穴 3 分钟。

# 耳部按摩

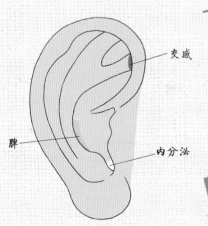

交感

脾

内分泌

1 按揉内分泌区、交感区、脾区各 30 ~ 50次，每日早、晚各 1 次。亦可对各反射区用耳压法治疗。

### 小贴士

拇指按压刺激位于足内踝上方的三阴交穴，每天5次，每次10~30秒，并从上至下推擦足内侧2~3分钟。对减肥有一定的疗效。

# 祛皱、抗衰老

**03**

随着年龄的增长，身体慢慢由强壮转为衰老。其中，皱纹是衰老最明显的标志之一。因此，祛除皱纹是抗衰老的重要方式。

## 足部按摩

▶ 祛皱、抗衰老可选肾上腺区、大脑区、鼻区、胃区、涌泉穴。

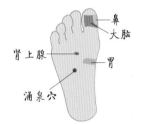

鼻
大脑
肾上腺
胃
涌泉穴

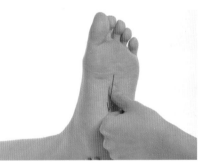

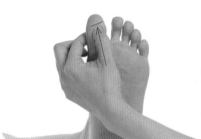

1 拇指向心方向推肾上腺区 3 分钟。

2 拇指按大脑区 3 分钟。

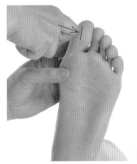

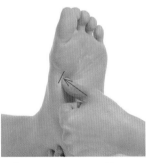

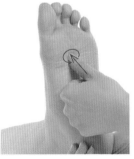

3 屈示指点鼻区 3 分钟。

4 拇指按胃区 1 分钟。

5 拇指按揉涌泉穴 3 分钟。

## 手部按摩

▶祛皱、抗衰老可选肾上腺区、肾区、合谷穴、内关穴。

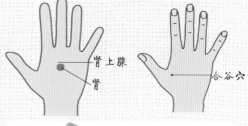

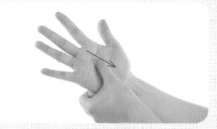

1 拇指向心方向推肾上腺区 3 分钟。

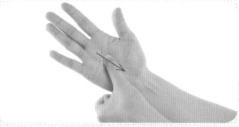

2 拇指向心方向推肾区 3 分钟。

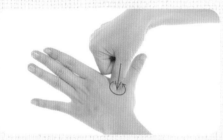

3 拇指按揉合谷穴 2 分钟。

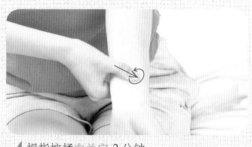

4 拇指按揉内关穴 2 分钟。

## 耳部按摩

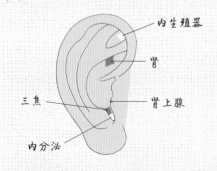

1 按揉内分泌区、内生殖器区、肾上腺区、三焦区、肾区各 30 ～ 50 次。

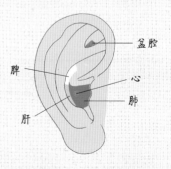

2 捏揉脾区、肝区、盆腔区、心区、肺区各 30 ～ 50 次。

227

# 丰胸、美胸

**04** 　　拥有丰满的胸部是每个女性的梦想。这里我们为大家介绍手足耳按摩丰胸、美胸的操作方法。这种方法简单、经济、安全，大家需要坚持按摩，才会看到效果。

## 足部按摩

▶ 丰胸、美胸可选乳房区、生殖腺区。

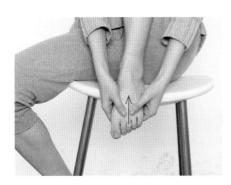 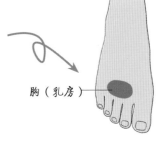

胸（乳房）

**1** 双手拇指向心方向推乳房区2分钟。

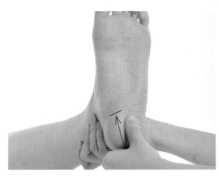 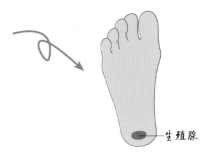

生殖腺

**2** 拇指按生殖腺区3分钟。

## 手部按摩

▶丰胸、美胸可选胸点、肝区（右手）、
肾区。

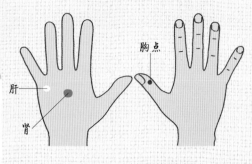

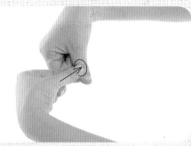

1 拇指按揉胸点 3 分钟。

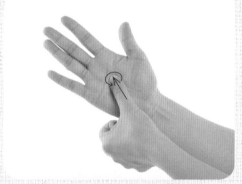

2 拇指点肝区（右手）1 分钟。

3 拇指按揉肾区 3 分钟。

## 耳部按摩

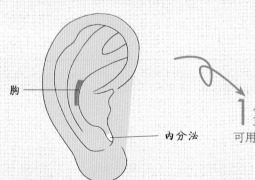

胸

内分泌

1 点按或按揉内分泌区、胸区各
30 ～ 50 次。每日早、晚各 1 次。亦
可用按摩棒对各自反射区进行按压。

# 养心安神

**05**

心经及心包经分别在每天的11：00~13：00、19：00~21：00最旺。因此，在以上时间按摩心经及心包经会大有益处，尤其是在夏季，气候炎热，更应该注重养心。

## 足部按摩

▶ 养心安神可选心区（左足）、肝区（右足）、大脑区、涌泉穴。

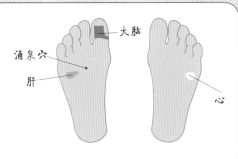

大脑
涌泉穴
肝
心

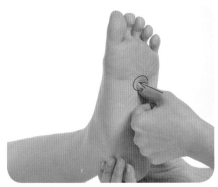

1 拇指按揉心区（左足）3分钟。

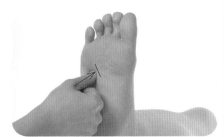

2 拇指按揉肝区（右足）3分钟。

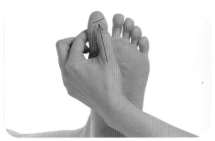

3 拇指按大脑区3分钟。

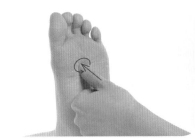

4 拇指按揉涌泉穴3分钟。

## 手部按摩

▶ 养心安神可选劳宫穴、中冲穴、少商穴、心区（左手）、内关穴。

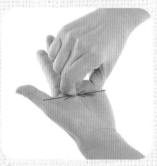 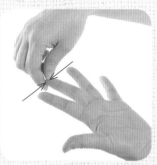 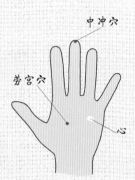

中冲穴

劳宫穴

心

1 拇指、示指捏劳宫穴 3 分钟。

2 拇指、示指捏中冲穴 3 分钟。

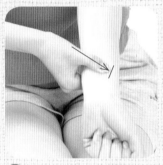 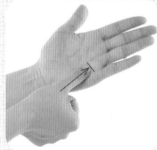 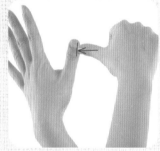

3 拇指按内关穴 3 分钟。

4 拇指按心区(左手) 3 分钟。

5 拇指点少商穴 3 分钟。

## 耳部按摩

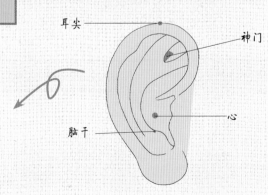

耳尖

神门

脑干

心

1 按揉神门区、脑干区、心区、耳尖各 30 ~ 50 次。亦可用按摩棒对各反射区进行按压。各反射区可反复交替使用，每日早、晚各 1 次，1 个月为 1 个疗程。

## 疏肝利胆

**06**

春季万物复苏、阳气日渐旺盛，是人体新陈代谢最为活跃的时期，同时也是养肝护胆、治疗肝胆方面疾病的最佳时期。

## 足部按摩

▶ 疏肝利胆可选腹腔神经丛区、肝区（右足）、肾区、输尿管区、膀胱区、胆区（右足）、涌泉穴、三阴交穴、行间穴、太冲穴。

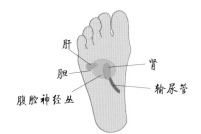

肝
胆
肾
输尿管
腹腔神经丛

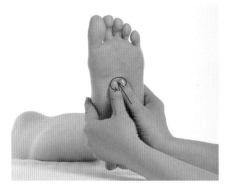

1 拇指按揉腹腔神经丛区 30 秒。

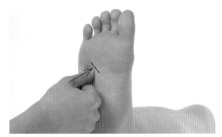

2 拇指点肝区（右足）30 秒。

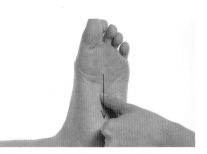

3 拇指向心方向推肾区 2 分钟。

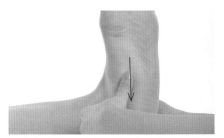

4 拇指向心方向推输尿管区 2 分钟。

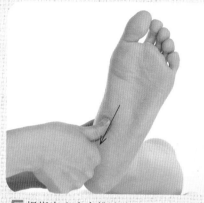
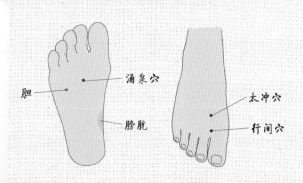

胆 涌泉穴
膀胱

太冲穴
行间穴

**5** 拇指向心方向推膀胱区2分钟。

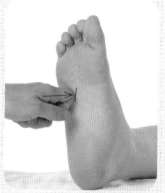
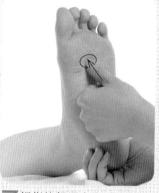
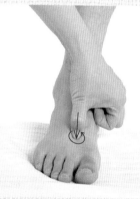

**6** 屈示指点胆区(右足)1分钟。

**7** 拇指按揉涌泉穴2分钟。

**8** 拇指按揉太冲穴2分钟。

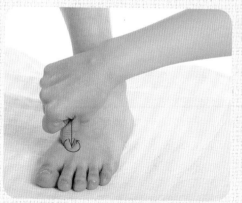
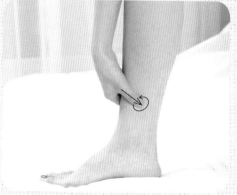

**9** 拇指按揉行间穴2分钟。

**10** 拇指按揉三阴交穴2分钟。

## 手部按摩

▶ 疏肝利胆可选肾区、肝区（右手）、胆区（右手）、大脑区。

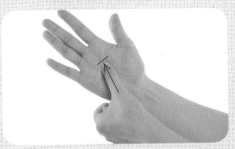

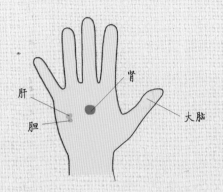

肝　肾　胆　大脑

1 拇指按肾区 3 分钟。

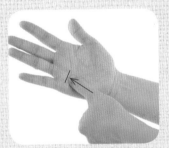

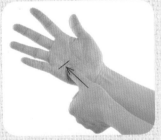

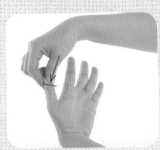

2 拇指按肝区（右手）3 分钟。　3 拇指按胆区（右手）3 分钟。　4 拇指按大脑区 3 分钟。

## 耳部按摩

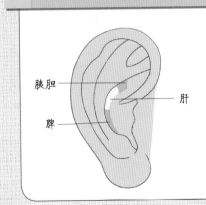

胰胆　肝　脾

1 取脾区、肝区、胰胆区。用王不留行子贴压上述耳穴。亦可用示指或按摩棒对各反射区进行按压。各反射区可反复交替使用，每日早、晚各 1 次，1 个月为 1 个疗程。

# 健脾和胃

**07**

夏季养脾，秋季护胃。有很多人容易"苦夏"，表现为疲倦乏力、食欲缺乏。此时，健脾胃，可达到开胃增食、精神振作的效果。因此，夏天养脾胃很重要。

## 足部按摩

▶ 健脾和胃可选脾区（左足）、胃区、腹腔神经丛区、胰腺区、十二指肠、三阴交穴。

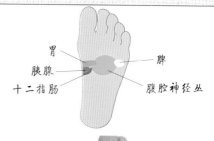

胃

胰腺

十二指肠

脾

腹腔神经丛

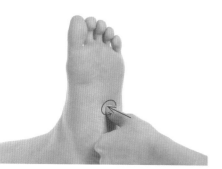

1 拇指按揉脾区（左足）3分钟。

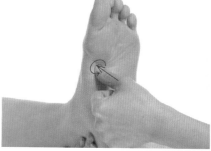

2 拇指按揉胃区3分钟。

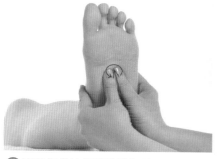

3 双手拇指按揉腹腔神经丛区3分钟。

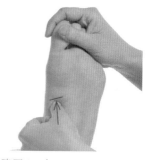

4 拇指点胰腺区20次。

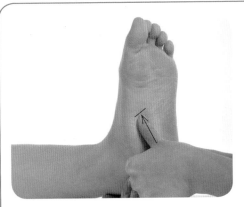

5 拇指按十二指肠区 1 分钟。

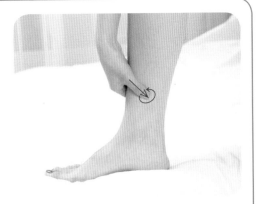

6 拇指按揉三阴交穴 2 分钟。

## 手部按摩

▶健脾和胃可选脾区（左手）、胃区、肾区、胃脾大肠区、脾点、三间穴。

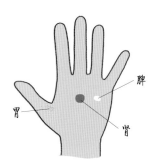

脾

胃

肾

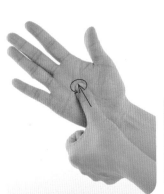

1 拇指按揉肾区 3 分钟。

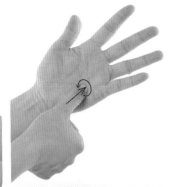

2 拇指按揉脾区（左手）3 分钟。

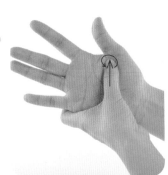

3 拇指按揉胃区 3 分钟。

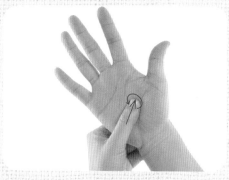 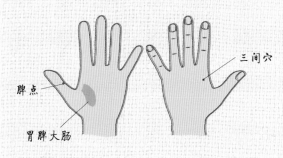

4 拇指按揉胃脾大肠区3分钟。

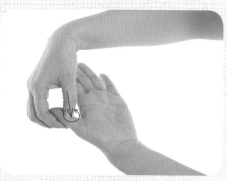 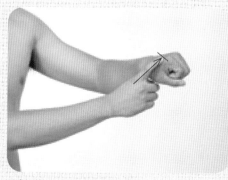

5 拇指按揉脾点3分钟。

6 拇指按三间穴3分钟。

# 耳部按摩

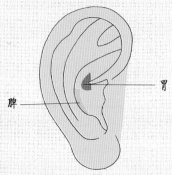

1 取脾区、胃区。用王不留行子贴压于上述耳部反射区上。亦可用示指或按摩棒对各反射区进行按压。每日早、晚各1次，1个月为1个疗程。

小贴士

脾经在上午9：00～11：00最旺，胃经在上午7：00～9：00最旺，因此，养脾胃就要按时吃早餐，早餐在这个时间段内开始消化，食物在经过胃肠道的消化之后，养分被运送到全身各处，为身体提供营养，脾就是负责运输这些养分的器官。

237

# 宣肺润肺

**08**

秋季燥，易伤津液，最易伤肺，呼吸系统的慢性疾病通常在秋季发病，因此，秋季最应注重养肺。日常再配合按摩，可以更好地调节肺脏功能，宣肺润肺。

## 足部按摩

▶ 宣肺润肺可选肺和支气管区、腹腔神经丛区、鼻区。

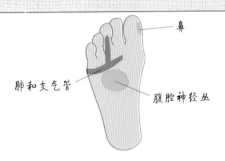

鼻
肺和支气管
腹腔神经丛

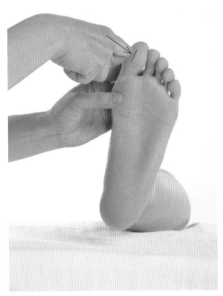

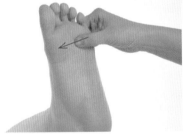

1 拇指从外向内推肺和支气管区 3 分钟。

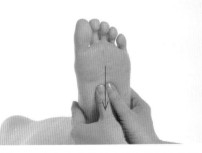

2 双手向心方向推腹腔神经丛区 3 分钟。

3 屈示指点鼻区 3 分钟。

## 手部按摩

▶宣肺润肺可选肺区、胸及乳房区。

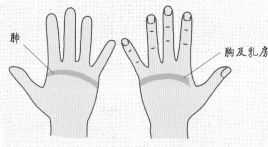

肺

胸及乳房

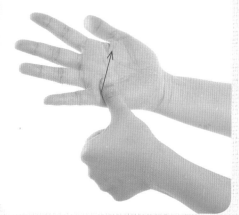

1 拇指从外侧向内侧推肺区3分钟。

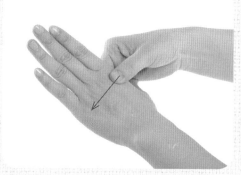

2 拇指从桡侧向尺侧推胸及乳房区3分钟。

## 耳部按摩

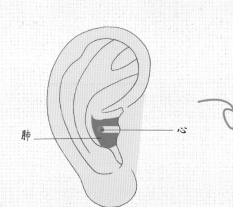

肺          心

### 小贴士

肺经在清晨3：00～5：00最为旺盛，因此，在此时间段内不要吸烟，易伤肺。在此时睡眠是养肺的最佳办法。

1 按揉或点按肺区、心区各30～50次。亦可用按摩棒对各反射区进行按压。每日早、晚各1次。

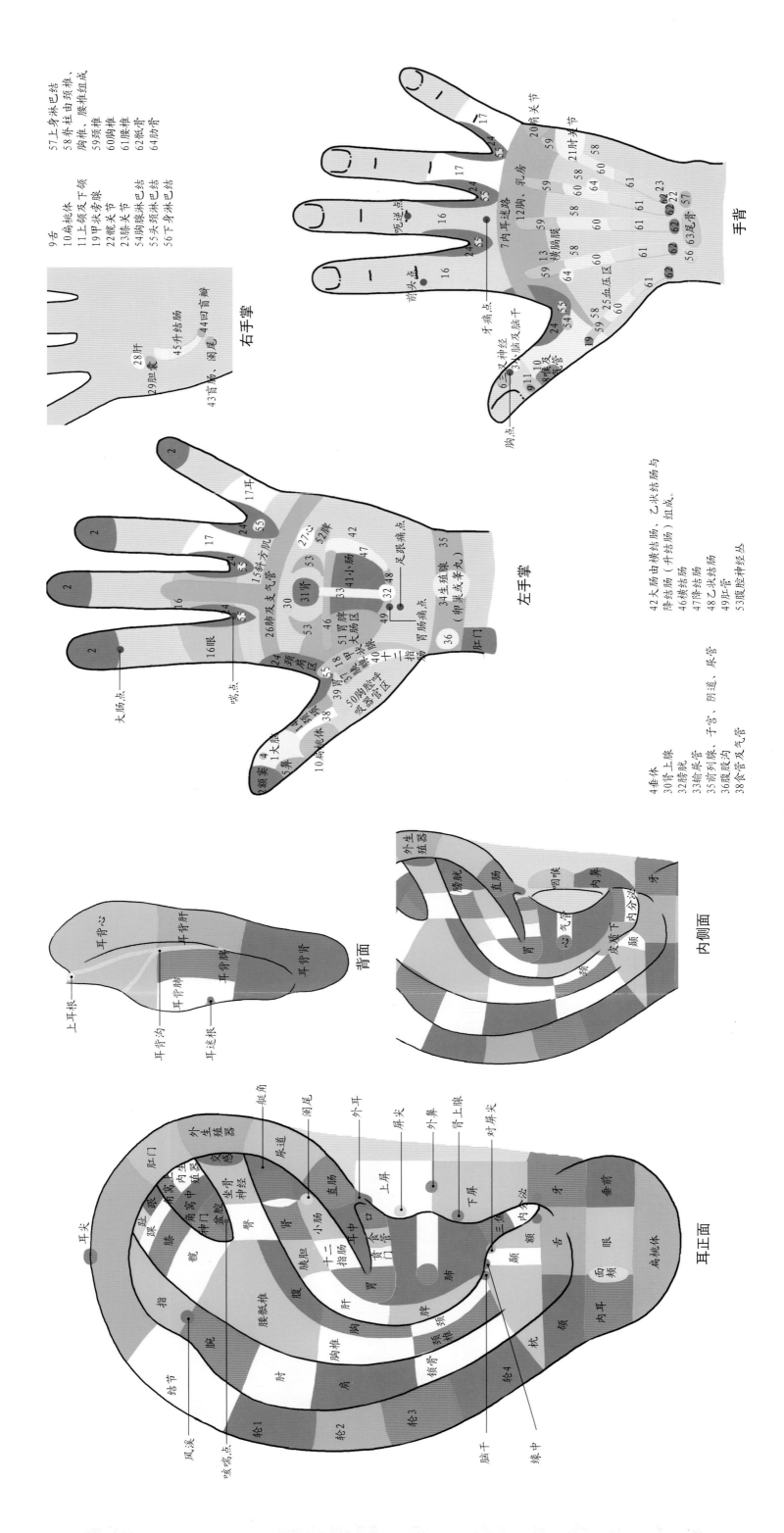

57上身淋巴结
58脊柱由颈椎、胸椎、腰椎组成
59颈椎
60胸椎
61腰椎
62骶骨
64肋骨

9舌
10扁桃体
11上颌及下颌
19甲状旁腺
22腕关节
23膝关节
54胸腺淋巴结
55头颈淋巴结
56下身淋巴结

右手掌

28肝
29胆囊
45升结肠　44回盲瓣
43盲肠、阑尾

手背

手背

左手掌

4垂体
30肾上腺
32膀胱
33输尿管
35前列腺、子宫、阴道、尿管
36腹股沟
38食管及气管

42大肠由横结肠、乙状结肠与
降结肠（升结肠）组成。
46横结肠
47降结肠
48乙状结肠
49肛管
53腹腔神经丛

背面

上耳根
耳背沟
耳迷根
耳背心
耳背肺
耳背肝
耳背脾
耳背肾

内侧面

外生殖器
膀胱
直肠
尿道
咽喉
气管
口鼻
颈
皮质下　内分泌
牙
胃

耳正面

风溪
咳喘点
结节
肛门
外生殖器
交感
坐骨神经
盆腔
臀
骶
膝
腕
髋
神门
腰骶椎
胸椎
颈椎
锁骨
枕
内耳
颞
额
对屏尖
屏尖
外鼻
肾上腺
上屏
下屏
三焦
内分泌
舌
面颊
眼
扁桃体
垂前
脑干
缘中
轮4
轮3
轮2
轮1
小肠
大肠
肾
十二指肠
胰胆
肝
胃
贲门
食管
口
心
肺
脾
腹

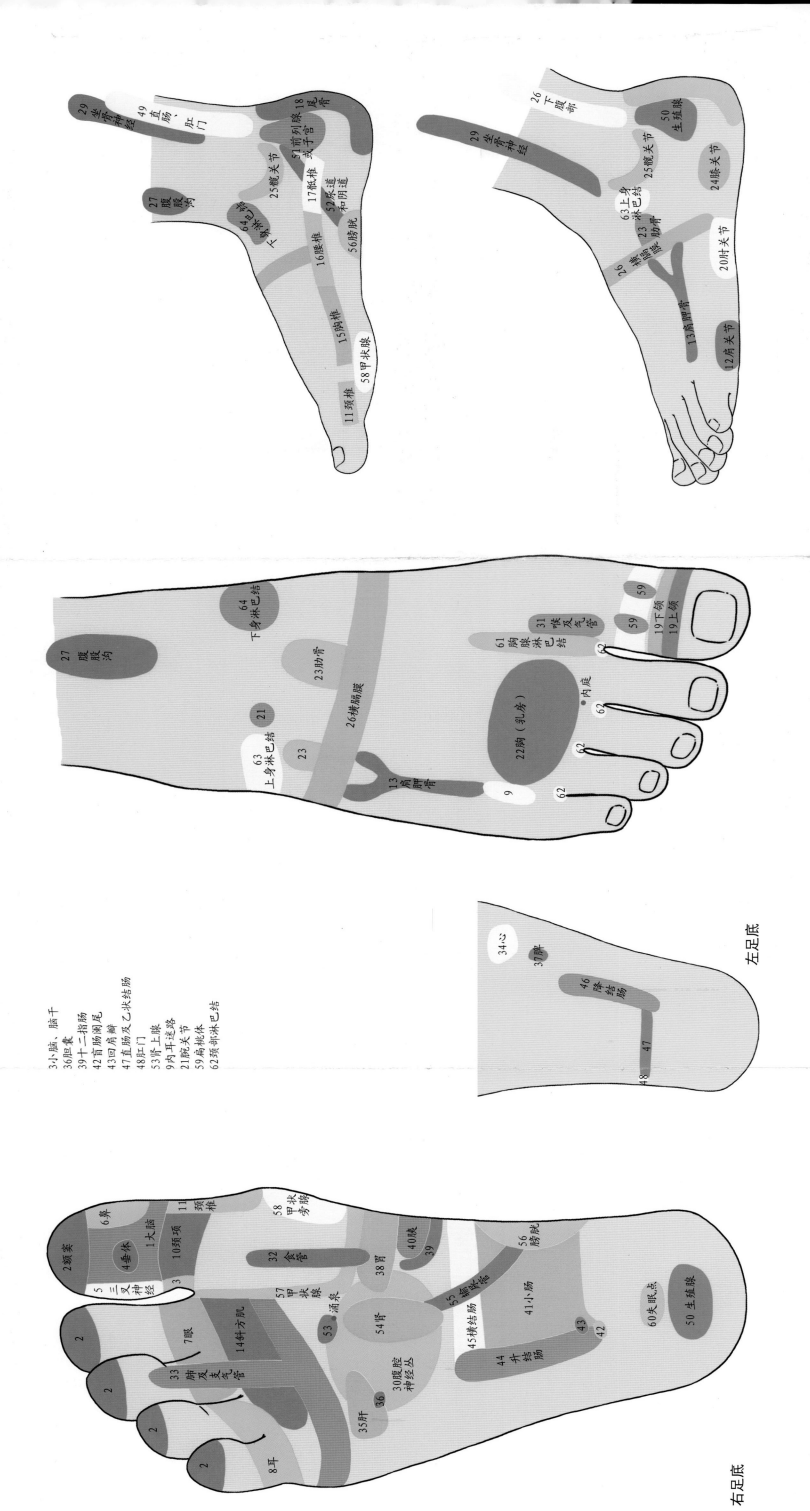

3小脑、脑干
36胆囊
39十二指肠
42盲肠阑尾
43回盲瓣
47直肠及乙状结肠
48肛门
53肾上腺
9内耳迷路
21腕关节
59扁桃体
62颈部淋巴结

右足底

左足底